栄養経営士テキスト

病棟業務管理 *1*

不要な絶食患者ゼロをめざす病棟業務マネジメント

栄養部門が経営の一翼を担う

真壁　昇 著

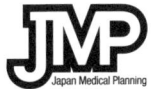

総監修者のことば

「栄養経営士」が今、なぜ求められているのか？

　超高齢社会が進展するにしたがい、医療を必要とする患者の年齢層や状態、その疾病構造も大きく変化してきました。

　1990年代以前の患者の多くは、比較的体力のある若い患者でした。そのため、高侵襲の手術や大量の薬剤投与等による治療にも十分に耐えることができ、急性期医療は、医師・看護師を中心とした少数精鋭の専門職と、薬剤や医療資材を中心とした治療が可能でした。管理栄養士もまた、食事せんどおりに食事をつくり患者のもとに運べば、自力で摂食できる患者が多かったため、ある意味、厨房と自身の机の上で仕事を完結することができました。

　しかし、時代は変わり、1990年代から2000年代にかけて、患者が急速に高齢化しました。高齢患者の多くは、低栄養やサルコペニア、摂食・嚥下障害、褥瘡などさまざまな合併症の高リスク患者であり、複雑な病態を呈しています。かつてのように高侵襲の手術や大量の薬剤投与に耐えられる状態ではありません。それぞれの専門職が、ベッドサイドに常駐し、きめ細かく患者の状態を把握し、常に維持・改善の方策を施す、高度で手間のかかる医療が求められるようになりました。そのため、医師は治療に専念し、看護師は看護に集中し、リハビリテーションスタッフは、リハビリに注力するといった、各専門職がそれぞれの専門性を最大限に活かし、同時に患者を中心に連携をとる、多職種協働による多数精鋭のチーム医療が求められるようになったのです。

　当然、管理栄養士は、ベッドサイドにおいて栄養サポートを行なうことにより、患者の栄養状態を高め、早期退院につなげるという「付加価値」が求められるようになりました。しかし、現実には、管理栄養士の多くが目の前の食材のコストやエネルギー計算、厨房での作業といった日々の業務に埋没してしまい、栄養管理の専門職としてなすべき、そのスキルをアウトカムにつなげるといった、管理栄養士としての本来の業務がなおざりにされている実情があります。

果たして管理栄養士は、10年後、医療の世界で生き残っているのでしょうか。管理栄養士は、医師や看護師よりも医療の世界で不安定な立場にあります。たとえば、看護師と違い、管理栄養士は制度上、守られていません。100床の病院であっても1,000床の病院であっても、1人配置されていればよいのです。また、管理栄養士には独占業務がありません。医師や看護師は、医師、看護師でなければできないことがありますが、管理栄養士でなければやってはいけないことは、残念ながら今のところないのです。しかし、管理栄養士だからこそできることもあると思います。

　栄養経営士は、こうした管理栄養士の危機的な状況を打開し得る総合的なマネジメント力の習得を目的とした教育プログラムです。管理栄養士が、栄養管理のスキルを十二分に発揮し、チーム医療に欠かせない存在になること、そして、所属する医療機関・施設・事業所だけでなく、地域においても確固たる地位を確立すること――をめざし、そのために必要な要素を、マネジメントという視点から深く掘り下げたプログラムとなっています。

　『栄養経営士テキストシリーズ』は、上記の教育プログラムを学習するために、現場の視点からできるだけわかりやすく著したテキストです。各巻の監修者、著者は、いずれも第一線で活躍するエキスパートの方々です。日々の実践活動を通して得た生きた知見をもとに、ご執筆いただきました。

　チーム医療という大きなフィールドの中において、各専門職はそれぞれの専門業務の枠を超えて、さまざまなことを実践することができます。栄養経営士のプログラムを通して、マネジメントの知識とスキルを身に付け、栄養分野の枠を超えた1人の医療人として、日本の医療・介護を支え、高齢者の明るい未来を切り拓く存在となることを信じて疑いません。

一般社団法人 日本栄養経営実践協会 代表理事

宮澤　靖

はじめに──幸運は苦労に宿る

　超高齢社会の到来により医療環境が大きく変化しています。病院では、複数の基礎疾患をもった低栄養の高齢者が増加し、一方で医療の高度化が加速しています。これにより医療・介護依存度の高い患者が増え、従来の医師と看護師が中心となった医療環境では対応できなくなってきました。また、2013年の国民医療費は39兆円を超過し、より効率的な医療環境が必要とされています。医療現場では、さまざまな高度専門職がこれまで医師や看護師が行なってきた業務の一部を担い、また高齢者の増加に起因した新たな問題に対して、医療チームをつくり知識や技術を提供し合って対応している現状です。2025年問題を目前として、医師は医師にしかできない仕事、看護師は看護師にしかできない仕事、その周辺業務をほかの専門職や医療チームがカバーするような業務の集約化を行なっていかなければ急性期病院として生き残れない時代となり始めています。

　では、栄養の専門家である管理栄養士の仕事はどうなるのか、あるいは政策としてどう動こうとしているのでしょうか。これを決めるのは管理栄養士自身であり、行動を始めなければならないデッドラインに立たされていることに早く気づき、短期・中長期戦略を考えなければなりません。まさにマネジメント戦略ができる管理栄養士の養成として、栄養経営士が誕生したのです。

　本書では医療を中心とした社会風潮から管理栄養士業務を整理し、栄養分野のマネジメント戦略に成功した事例を述べ、褥瘡領域から始めるチーム医療の展開手法などにも言及しています。さらにそれらに必要な具体的戦略のための基礎学問を含み執筆しました。

　共通したポイントは、患者視点を忘れないこと、そして患者・医療人にわかりやすくプレゼンテーションできることです。この能力開発には2つの軸が要になると考えてきました。1つはコミュニケーション力、もう1つは臨床家としてのコモンセンスです。どちらも売って

いません。自らの勉強や経験を通して、後天的に備わっていくものです。コミュニケーション力は、人間性の象徴です。先天性の要素に加え、社会環境や出会う人による影響を受けて備わります。コミュニケーションがうまい人は、他者の意見を肯定する姿勢があり、自尊感情や自己肯定感が高いといった要素があります。自尊感情や自己肯定感の高い人は、自分の価値や存在意義を肯定し、努力して勉強してきた知識を糧として自信にみなぎった発言をしながら、人生を切り拓いています。実際、自らの意見を述べるだけでなく、他者の意見や考え方を尊重し、その意見をくみ入れて発言することができるので、他者からの信頼を得やすく、多くの人が集まってくる事例を見てきました。

　また、コミュニケーションのテクニックとして知られる、あいづちの仕方やオウム返し、パラフレージング、サマライジングなどを勉強せずとも、経験から自然に身に付けている人がいますが、これにもコモンセンスが大切でしょう。コモンセンスとは、管理栄養士として臨床現場で身に付けていくモラルや良識、感性を意味すると考えられます。ガイドラインに示されていない事柄に直面したとき、それに対する考え方や方策を導く過程での感性がとても大切です。さらに、チームワークの和のために他者を思いやり、さまざまな問題点に気づく力、このような感性を大切にすることによって、他者の心と共鳴して絆が深まる経験もしてきました。コモンセンスを磨く出発点は、臨床現場で多職種に話しかけ、ほかの専門職の考え方や知識、悩みを学ぶことから始まるように思います。しかし、これらのもっとも大切なことは、言葉にできない暗黙知で示されます。本書の行間からくみ取りながら学習してほしいと切に願います。

　本書の特徴の1つとして、近森病院（高知県）での成功事例を取り上げていることが挙げられます。高知県は高齢化率が高く、日本の数年先の縮図と考えられます。近森病院は、目先のコストよりも患者のために何が必要なのかを常に考え、診療報酬などの政策以前から先行して必要な人的投資を行ない、医療環境やシステムを早期に改良してきた高齢者医療のパイオニアです。実際、リハビリテーションや栄養

関連の診療報酬がつくられる際のモデル病院となっています。私は、2004年からの約10年間、近森病院に在籍し、栄養サポートセンター科長を務めました。ここでのさまざまな経験から、栄養サポート体制の変遷をできるかぎり詳細に概説させていただきました。

　コロンブスは1人だけで十分です。なぜならその1人によってアメリカ大陸までの海図が完成し、乗組員や十分な食料などを推測することができたからです。産業界に目を向けると、成功事例の手法を真似て、成果を上げた事例が散見されます。まさに今、成功事例に習い、私たち管理栄養士がマネジメントの手法を習得し、よりよい日本の病院栄養管理を醸成させることが求められています。本書には、組織を構築するリーダーとなるべき人材開発のためのノウハウを詰め込みました。未来を変えられるのは、今の私たち管理栄養士なのです。

　末筆となりましたが、執筆にあたりご指導いただきました、近森病院の近森正幸理事長をはじめ、栄養サポートセンター長および日本栄養経営実践協会の宮澤靖代表理事に心より謝辞を申し上げます。

2015年3月吉日

真壁　昇

contents

総監修者のことば ii

はじめに──幸運は苦労に宿る iv

Chapter 1
口から食べて退院させることを常に意識することが管理栄養士の使命である 1

- §1 超高齢社会における管理栄養士の役割 2
- §2 口から食べることと管理栄養士の仕事 4
- §3 解剖生理から考える摂食・嚥下障害 6
- §4 栄養投与に関する近年の動き 8
- §5 いま求められている管理栄養士の姿 13
- §6 改めて、口から食べることを考える 17

Chapter 2
近森病院の事例から学ぶNSTの変遷とアウトカム 29

- §1 栄養管理の適正化への道筋 30
- §2 管理栄養士の休日出勤と絶食患者数の低下 33
- §3 管理栄養士の主治医担当制の導入 37
- §4 管理栄養士の増員とNST症例数の増加 39
- §5 メディカルスタッフの増員がもたらす効果 42
- §6 増員に向けた院長・事務長への交渉術 45
- §7 管理栄養士増員の目的と落とし穴 49

Chapter 3

絶食患者ゼロをめざすための静脈栄養管理の基礎知識 ……… 53

- §1 経口摂取へ早くつなげるために ……… 54
- §2 非経口栄養法の習得は絶食患者ゼロへの近道 ……… 56
- §3 静脈栄養の適応と特徴 ……… 58
- §4 事例1：潰瘍性大腸炎に対する完全静脈栄養施行 ……… 60
- §5 事例2：5年間続けた静脈栄養から、経腸栄養への移行 ……… 63
- §6 事例3：ICU担当の若手管理栄養士のプレゼンテーション ……… 68

Chapter 4

絶食患者ゼロをめざすための経腸栄養管理の基礎知識 ……… 73

- §1 質問には自信に満ちた笑顔で応答する ……… 74
- §2 管理栄養士の武器である経腸栄養の歴史 ……… 76
- §3 経腸栄養ルートの考え方 ……… 78
- §4 栄養療法は体液管理から ……… 88
- §5 高ナトリウム血症と低ナトリウム血症 ……… 90
- §6 経腸栄養の早期開始と投与計画 ……… 95

Chapter 5

症例から学ぶ
経腸栄養プランニングの実際 ……… *103*

- §1 症例の概要──84歳、女性、腰背部褥瘡感染・壊死性筋膜炎… *104*
- §2 プロトコールとアルゴリズムを基に考える………… *109*
- §3 下痢の原因を探る………… *113*
- §4 CDトキシン検出時のプランニング………… *117*
- §5 モニタリングのポイント………… *120*

Chapter 6

経腸栄養における
下痢のリスク管理の実際 ……… *127*

- §1 CDトキシン陽性患者数が減少しない理由………… *128*
- §2 消化態栄養剤のメリットとデメリット………… *133*
- §3 抗菌薬と整腸剤の適正使用………… *137*
- §4 CDAD感染の拡散防止策………… *141*
- §5 周辺患者への感染状況から考える………… *145*
- §6 下痢を繰り返す患者への対応法………… *148*

Chapter 7
褥瘡管理でめざす管理栄養士の病棟配置 ……… *151*

§1	褥瘡から始まるチーム医療 …………………………… *152*
§2	褥瘡ケアの歴史からわかるチーム医療の必要性 ……… *155*
§3	症例から理解する栄養学的ポイント ………………… *157*
§4	褥瘡とLBM ……………………………………………… *165*
§5	エネルギー量の設定と決定 …………………………… *167*
§6	エネルギー投与量の評価 ……………………………… *170*
§7	蛋白質量はどうするか？ ……………………………… *172*
§8	創傷治癒過程に必要な栄養素 ………………………… *175*
§9	開始時の栄養療法 ……………………………………… *179*
§10	経過中の回診 …………………………………………… *181*
§11	チーム医療の実践をとおして、医療人として生きる意味を考える … *183*

おわりに ………………………………………………………………… *186*

Chapter 1

口から食べて退院させることを
常に意識することが
管理栄養士の使命である

§1 超高齢社会における管理栄養士の役割

　本邦の高齢社会は急速に進み、総人口に占める高齢者の割合は25％以上を占め、8人に1人は75歳以上となりました。2013年の平均寿命は、男性が80.21年と初めて80年を超え、女性は86.61年となり、国別にみても男女ともに世界トップクラスの長寿国となっています。

　医療の高度化によって生命を維持できるようになった半面、60歳以上の高齢者の5人に1人は低栄養状態とされ[1]、それに起因して合併症や介護度が増加し、2013年度の国民医療費は39兆円を超過して国家財政を脅かす問題となっています。そのなかでも75歳以上の占める割合は36.1％であり、年々増加しています。さらに、第一次ベビーブーム世代（1947～1949年の3年間に出生した世代806万人）が75歳以上となる2025年を目前として、自立して健康に生活できる期間である"健康寿命"と平均寿命の差は10年以上と報告され[2]、健康寿命を延ばす課題があります。

　加齢とともに咀嚼・嚥下機能は低下し、また動脈硬化、高血圧、糖尿病などの疾患や喫煙などの生活習慣から、動脈硬化や高血圧が進行して脳血管障害になると摂食・嚥下障害のリスクは高くなり、「口から食べること」に影響します。さらに、高血糖状態では口腔内に雑菌が繁殖した際、感染症や誤嚥性肺炎が起こりやすくなります。

　これらの疾患に罹患した場合、アプローチの仕方が大切です。特に高齢者や終末期における栄養療法の選択は、その状況によっては生きることの意味を考えることに直結します。管理栄養士は人の尊厳に根ざした栄養療法を選択するために、患者・家族をはじめチームスタッフとともに早い段階から投与ルートの目標設定を一緒に考えていくことが必要です。管理栄養士として、疾患に応じた患者の尊厳を尊重し、現代の医療で考えられる選択肢をすべて説明したうえで、同じ目標に

向かって段階的に口から食べる方向に取り組むことができる環境整備をすることが急務です。

　その環境整備においては、臨床栄養管理の知識やスキルの習得だけでなく、院内あるいは地域の人・モノ・金をマネジメントしていくことがカギとなります。まさにいま、「栄養経営」の実践が求められていると言えるでしょう。

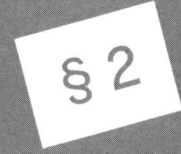 口から食べることと
管理栄養士の仕事

1 「食べる」ということの意味

　食事は、生命の維持・増進という生物学的な側面に加えて、生活・社会的活動の意義から考えてもその役割は大きく、日常生活行動の根幹を成します。食べるという行為は、単に栄養を摂ることが目的ではなく、味や量・形態・温度・時間・環境などの因子の結果によってもたらされる幸福感や満足感を生みます。おいしい物を食べることは幸せなことであり、食べることは生きていく力となるものです。見た目で食欲がわき、食感や味わいをおいしく楽しむというプロセスすべてが「食べる」ということです。これがもし失われてしまえば、心身ともに（全身状態に）影響が出ることは容易に推測できます。少しでも口から食事を摂ることが重要である以上、患者の日常生活の把握や病態・嚥下評価は必要不可欠です。

　食べられないとき、「なぜ食べられないのか」「いつから食べられないのか」「どうすれば食べられるのか」を明確にしておくことが必要です。器質的問題がなければ、食べる意欲を引き出すために、個々に適した食事内容や形態に変更したり、量を少なめにしたハーフ食や嚥下機能に特化した嚥下食、高齢者の咀嚼に特化した軟菜食などのメニューを考案したりして医師へ提言することは、管理栄養士に任された大きな役割です。

2 「もの」から「人」へ、変わる管理栄養士業務

　管理栄養士とは栄養士法で「傷病者に対する療養のため必要な栄養の指導、個人の身体の状況、栄養状態等に応じた高度の専門的知識及び技術を要する健康の保持増進のための栄養指導、並びに特定多人数に対して継続的に食事を供給する施設における利用者の身体の状況、栄養状態、利用の状況等に応じた特別の配慮を必要とする給食管理及びこれらの施設に対する栄養改善上必要な指導等を行う者」と示されています。傷病者に対しては、医師からの指示に基づきおいしく安全な食事を提供し、患者個々に応じた栄養量の評価といった栄養管理と栄養指導が主な業務となります。栄養指導は管理栄養士が唯一単独で指導料を算定できる業務であり、糖尿病や腎不全などの生活習慣病を中心とした疾患治療を行なううえでの食事栄養管理の教育を担う、必要不可欠なものです。また、栄養管理における給食管理では、衛生管理・献立・発注・検収・調理・提供・残食調査などの一連の流れから、バラエティーに富んだ満足度の高い食事の提供をめざします。

　さらに近年、Nutrition Support Team（以下、NST）の普及とともに、管理栄養士による栄養管理業務の質と量が変わってきました。従来の給食管理業務をメインとした業務から、患者のベッドサイドに出向き栄養学的視点から診て、治療における栄養状態の改善を図る取り組みがメイン業務となり、その役割は変革してきました。現在、管理栄養士は「人」を対象とした栄養の専門職として位置づけられています。

　栄養管理における最終目標が経口摂取であるためには、患者に満足してもらえる食事（もの）を提供することが欠かせない使命と考えがちですが、管理栄養士業務の変革期にあたる現在、病院の管理栄養士の業務は「人」を対象とした臨床栄養管理に集中させ、給食管理についてはそれを専門とする集団に全面業務委託するなどして、"選択"と"集中"を極めて強く意識しなければ、一筋の光明は遠のいてしまいます。

§3 解剖生理から考える摂食・嚥下障害

1 消化のメカニズム

　人体は生活に必要なエネルギーを得るため、あるいは消耗した組織の修復や成長・発育などのために、外界よりさまざまな栄養素を含んだ食物を摂らなければなりません。そのため、動物には消化管とそれに付属した消化腺が備わっています。摂取した食物のなかに含まれる栄養素は、大部分は消化管内で小分子の物質に分解された後、吸収されます。このように食物を分解して、消化管壁を通して血液やリンパ液に吸収可能な形にすることを消化といいます。消化管は口に始まり、食道・胃・小腸・大腸を経て肛門までの長い管です。その全長は9mにも及び、唾液腺・胃腺・腸腺・膵臓・肝臓などの消化腺が備わり、消化液を分泌します。消化液のなかには消化酵素が含まれており、摂取した食物の栄養素を化学的に分解して消化します。消化管においては、口腔内で食物を砕いたり、すりつぶしたりした食物を嚥下して、食道を通じて胃や小腸に送ります。ここで食物は消化管運動によって消化液とよく混ざり、吸収されていきます。その吸収された後の残渣が大腸に送り込まれ、腸内細菌叢を介して便が形成されて肛門から排出されます。これが生理的な生命維持に必要な一連の流れになっています。

　さらに、食べるという行為は解剖学的に言うと、食物を認識して（先行期または認知期）、口に取り込んで咀嚼（準備期または咀嚼期）した後、のどに送り込み（口腔期）、飲み込み（咽頭期）、飲み下す（食道期）ことからなり、この一連の流れは無意識状態で行なわれています[3]。

2 摂食・嚥下障害への対応

　食事が摂取できない因子としては、薬剤による食欲不振や味覚異常、精神的・心理的なストレス、経済的問題などの社会的要因、さらに嚥下機能に関与する器質的または機能的な問題など、さまざまなことが挙げられます。器質的機能的な面から、先行期・準備期の障害を「摂食障害」と言い、口腔期・咽頭期・食道期の障害は「嚥下障害」とされます。特に咽頭期の障害は誤嚥性肺炎を引き起こしやすいため注意が必要です。食物が咽頭部に接すると自然に飲み込む運動（嚥下反射）が起こります。一方、誤嚥すると無意識に咳が出て吐き出す「咳嗽反射」が起こります[3]。咳嗽反射が弱いと、唾液が気道に流れ込みますが、健常人においても多少の誤嚥は起きます。しかし、健常人は栄養状態が良好で免疫反応が保たれていることで、肺炎には結びつきません。また、誤嚥しても異物が気道内に入ったときに起こる咳嗽やムセが起こらない「不顕性誤嚥」という病態があり、咽頭音や肺雑音を聴取するなどの評価が必要です。

　嚥下機能に問題があり、栄養摂取量が不十分な間に経口摂取のみにこだわると、体重減少などを招くことがあります。嚥下障害のある高齢者の半数以上は低栄養のリスクがあり、脱水、誤嚥性肺炎、低栄養は摂食・嚥下障害の潜在的な合併症と考えられます。種々の障害や合併症により、栄養の確保が困難な場合は、経口摂取のみを無理に継続するのではなく、非経口栄養法を併用し、栄養状態を良好にすることが肝要です。

§4 栄養投与に関する近年の動き

1 経口摂取をめざした経腸栄養法

　非経口栄養には主に経腸栄養と経静脈栄養があります。栄養管理法の選択として、腸管が安全に使用できる場合は腸管を第一選択することが栄養管理の原則です。

　経口摂取のみで生体が必要とする栄養量が充足できなくなれば、経腸栄養法が選択されます。最終的に口から食べることを念頭に置いて、できるかぎり早期から非経口栄養を導入することによって、後のアウトカムに差が生じます。経腸栄養管理において、誤嚥しない範囲で少量でも経口摂取を推進することが大切です。非経口栄養は、単なる栄養投与内容の視点だけではなく、患者のQOL向上に貢献する投与ルートであり、食べるための経腸栄養法と捉えることが必要です。

　また、経腸栄養は主に経鼻胃管によって食物が口腔や食道を経由せずに胃内に注入されます。そのため口腔内が乾燥し、自浄作用の低下を招きます。一方で口腔内の唾液が経鼻胃管を経て気管へ流入する場合があり、口腔内の衛生を保つことは誤嚥性肺炎の抑制に有効となります。

2 ERAS

　生体が受ける術後の侵襲から早期に回復させることは、周術期管理の重要な課題です。消化器を中心とした外科手術においては、術前絶食にすることが慣習として行なわれてきましたが、1990年後半より

ヨーロッパでEnhanced Recovery Surgery（以下、EARS）というプロトコールが提唱されました。

このプロトコールはエビデンスに基づき作成された術後回復能力強化プログラムで、結腸直腸切除術での周術期管理において検討されてきました。術前に経口摂取および手術2時間前までに流動体の経口摂取を行なうことが推奨されています[4]。手術侵襲前の炭水化物摂取により、術後のインスリン抵抗性が改善して、筋肉が保たれる報告があります[5,6]。手術間際までの経口摂取によって、不安などの因子を緩和しつつ、術後回復を早めることがEARSの目的です。

このような分野においても、経口摂取の有用性が示され、根拠のない絶飲食は栄養学的には不適切であることが証明されてきました。栄養管理に関して、古くからの慣習によって行なわれていることを検証することも管理栄養士に求められています。

3　脳卒中

「脳卒中治療ガイドライン2009」では、経口摂取が不可能と判断された患者において、急性期（発症7日以内）から経腸栄養を開始したほうが末梢静脈栄養のみよりも死亡率が少ないと報告されています[7]。脳梗塞などで摂食・嚥下障害をきたし、嚥下機能訓練におよそ6週間以上の期間を要する場合は、胃ろう（Percutaneous Endoscopic Gastrostomy：以下、PEG）の適応を考えます。経鼻胃管では嚥下訓練に影響を与える場合があり、またPEGのほうが誤嚥性肺炎を抑えられる可能性があるため、PEGの施行者数は増加してきました。しかし、PEGを施行したために、PEGばかりに頼って嚥下訓練が疎かになったり、無意味な延命の道具として偏見ともとれる報道がなされたりしています。超高齢社会である現在、PEGの正しい理解によって、この恩恵を受ける患者が増えるよう、管理栄養士として知識を正しく習得し、説明ができるようにならなければなりません。

4　PEG

　さて、そのPEGですが、全日本病院協会が発表した、平成22年度老人保健健康増進等事業「胃瘻(いろう)造設高齢者の実態把握及び介護施設・住宅における管理等のあり方の調査研修」によれば、PEG造設者の状態像について、90％以上が寝たきりであり、患者本人がPEG造設を決定したケースは極めて少なく、家族がPEG造設を決定しているほうが多いと報告されています。しかし、自分自身への問いに対して、PEG造設をしてほしくないと考える家族が2割おり、自分の意思をはっきりと表明できる段階でPEGを含めた意思表明（リビングウィル）を行なうことが望ましいと考えられます。自分自身が意思決定能力を失ったときを想定した場合、PEG造設の決定に参加してほしい人として「家族」を挙げる回答が90％程度あったことから、事前に家族と十分に話し合っておくことが必要になります。

　また、PEG造設時に嚥下機能評価が行なわれず、漫然と造られている実態があるとも報告されています。平成24年度老人保健健康増進等事業「胃瘻造設及び造設後の転帰等に関する調査研究事業報告書」によれば、医療機関を対象にした調査（n＝414）では、PEGから経口摂取に戻る可能性があるにもかかわらず、自院でも退院先でも嚥下機能訓練を行なっていない施設が19.1％存在します。PEG造設には、長期的に経口摂取ができないから造設するPEGと、一時的に乗り切るために造設する治療的PEGがありますが、説明不足のままだと、患者の家族は「一生経口摂取はできない」と思い込んでしまう危険性があります。主治医をはじめ医療スタッフが先の見通しをきちんと伝えられていないのです。

　こうした実態を踏まえ、2014年度診療報酬改定では、PEG造設に関連した点数が大きく変更されました。造設術の点数が10,070点から6,070点へ引き下がり、新たに嚥下機能評価と嚥下機能訓練の加算が新設されました。また要件として、造設術件数が年間50件未満で

あること、もしくは年間50件以上の場合は、①術前の嚥下機能検査の全例実施と、②PEG造設・鼻腔栄養患者の経口摂取回復率35％以上を満たすことが新たに追加されました。年間50件以上造設している施設で①と②を満たせない場合、2015年4月以降は点数がさらに2割減の4,856点となります。ほかにも、造設後の患者をほかの医療機関に紹介する際には、嚥下機能などの情報を提供することが要件とされました。平成24年度老人保健健康増進等事業「胃瘻造設及び造設後の転帰等に関する調査研究事業報告書」によれば、胃瘻造設者（n＝1467）の57.1％は入院前後に嚥下機能評価が行なわれていたものの、未実施も22.9％ありました。したがって、2014年度の改定では、造設術の点数は下がりましたが、造設前の嚥下機能評価や造設後の施設間連携、嚥下機能訓練の実施などの点数が盛り込まれ、食べるためのPEGに即した政策誘導ととらえることができます。

　新設された点数の1つとして、「胃瘻造設時嚥下機能評価加算」（2,500点）があります。胃瘻造設前に嚥下造影（VF：Videofluoroscopic examination of swallowing）または嚥下内視鏡（VE：Videoendoscopic examination of swallowing）を行ない、検査結果に基づきPEG造設の必要性や今後の摂食機能療法について患者または家族に情報提供した場合に算定できます。VEの実施者は、関連学会等が実施する「所定の研修」を受講する必要がありますが、それ以外に算定の"ハードル"は特にありません。年間の造設件数が50件未満の施設の場合、胃瘻造設術（6,070点）と合わせれば、この時点で8,570点。さらにVEの点数（600点）を加えると9,170点算定できます。また、年間の造設件数が50件以上の施設の場合は、①のとおり全例に嚥下機能検査を実施することが要件になっていますが、この場合も同加算が算定できます。

　2014年度の改定で評価すべきは、胃瘻／鼻腔栄養患者に対する嚥下機能訓練です。従来の「摂食機能療法」（1日185点）に加えて、「経口摂取回復促進加算」（1日185点）が新設されました。算定には施設基準である「経口摂取回復率35％以上」をクリアすることが必要とな

りますが、点数は倍になりました。

　PEG造設後であっても口から食事ができるようになれば、もちろんPEGを取り除くことは可能です。しかし、PEGを取り除いた人の割合は少ないのが実態で、6.5％と報告されています[8]。長期的な経腸栄養は、認知機能をはじめ、口唇・舌・頬・顎関節・嚥下力・咳反射などの廃用性機能低下をきたし、摂食・嚥下機能低下の悪循環に陥る場合があります。さらに口腔環境の悪化や姿勢保持の低下、胃食道逆流などによる慢性的な合併症を繰り返すハイリスク症例へと移行しやすく、生命を脅かす場合も少なくありません。

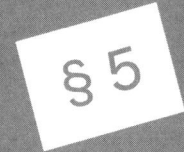 いま求められている管理栄養士の姿

1 摂食・嚥下リハビリテーション

　摂食・嚥下リハビリテーションでは、NSTや摂食・嚥下チームといったチーム医療の存在が必要不可欠です。医師や歯科医師、管理栄養士、言語聴覚士、看護師、薬剤師、理学療法士、作業療法士、歯科衛生士など、患者に携わるすべての医療スタッフが連携して、経口摂取を主軸に口から食べる栄養管理を考慮し、入院中に経口摂取が可能か否かを見極め、リスクを回避しながらの嚥下訓練や食事指導で段階的なステップアップをめざしていきます。

　大事なことは、いかに早期介入できるかです。口の機能は刻々と衰えていき、一度衰えた経口摂取機能を回復するには、非常に時間がかかります。誤嚥性肺炎を引き起こす懸念から経口摂取の開始時期が遅れることがないよう、専門チームによる早期介入を念頭に置く必要があります。

　訓練では口腔衛生後、舌、唇、頬の筋肉を動かすトレーニングをして、唾液を飲み込む練習をします。口腔ケアは主として看護師および歯科衛生士、言語聴覚士が担当し、管理栄養士は食事形態を調整していきます。調理者への適切な指示ができる者として普段から口腔内を観察し、口腔ケアについての基本的な知識と技術を習得している管理栄養士もいます。絶食期間中の口腔ケアは誤嚥性肺炎の発症を未然に予防するうえで極めて重要です。食べることを支援する過程も管理栄養士の業務に落とし込み、標準化していきましょう。

2　在宅訪問管理栄養士

　病院内においての栄養管理の重要性は高まってきましたが、食事というよりも栄養素に特化した栄養管理法が先行している気配もあり、食べることの意味を忘れないようにしなければなりません。

　退院後または通院などが困難な在宅療養者が、食を通してQOLを向上させ、安全で快適な生活が継続できるようにと、在宅医療に携わるスタッフと連携して疾患や栄養状態に適した支援ができる管理栄養士を育成するための制度があります。日本栄養士会特定分野認定制度日本在宅栄養管理学会認定の「在宅訪問管理栄養士」制度です。認定条件は、①日本栄養士会の会員であり、日本在宅栄養管理学会の正会員で管理栄養士であること、②管理栄養士登録から5年以上経過しており、病院・診療所・高齢者施設等において管理栄養士として従事した日数が通算900日以上であること、③学習プログラムの所定の内容をすべて修了し、所定の認定試験に合格後、在宅訪問栄養食事指導実施・実践症例検討方向レポート審査を受けて合格した者――となっています[9]。

　在宅療養者が訪問栄養指導を受ける場合には医師の指示が必要ですが、在宅訪問管理栄養士は食事摂取量や栄養状態のチェック、食材の買い物・調理指導、栄養補助食品や介護用食品・食器などの紹介、そのほか療養生活に関するさまざまな相談に応じます。管理栄養士が患者のQOLを維持または向上させるために必要なスキルを身につけることで、介助する家族だけでなく訪問介護のサービスを提供する側・介助される側、両者が幸せになるための在宅訪問管理栄養士となれるのです。

3 「認定」「専門」管理栄養士の制度開始

　近年の社会・経済的変化とともに、医療構造および疾病予防・治療における栄養管理が複雑化しており、病院管理栄養士のあり方の見直しが加速化しています。厚生労働省は、新たに管理栄養士の専門分野ごとの認定制度を設ける検討をしていますが、かなり厳しい認定条件が提示されています。一方、看護師や薬剤師など他職種分野では、認定あるいは専門制度がすでに開始され、臨床現場での一定の効果を認めるものとして診療報酬にも示されています。

　日本栄養士会においては、日本病態栄養学会など他学会に協力を求め、共同認定をする方向で検討されています。日本病態栄養学会では、すでに病態栄養認定管理栄養士制度があり、その上にさまざまな専門管理栄養士の準備が進められています（第18回日本病態栄養学会学術総会理事長講演より）。

　すでに「がん病態栄養専門管理栄養士」の共同認定が開始されています（**図表1-1**）。がんは、わが国において1981（昭和56）年より死因の第1位であり、国民の生命および健康において大きな問題になっています。予防策はもちろんのこと、治療、療養において、患者のQOLの向上や医療費の適正化は重要な課題です。がん患者においては、疾病そのものによる影響や治療に伴うもの、精神的な苦痛等、いくつかの原因が相まって、しばしば栄養管理が困難な状態となります。これらを円滑に行なうためには、がんに関する高度技能を有した専門職が欠かせないと考えられています。職能団体と学会は表裏一体で、日本栄養士会が活性化することで、日本病態栄養学会もその支えで学問の進歩につながり、両者が並列して発展していくことが重要と考えられます。国家資格の名称を冠した、非常に専門的な知識と技術を有する者を、試験によって認定する制度であり、今後は糖尿病や腎臓病などの分野における専門管理栄養士の養成が加速するものと考えられます。

図表1-1　高度な専門性をもつ管理栄養士人材の育成

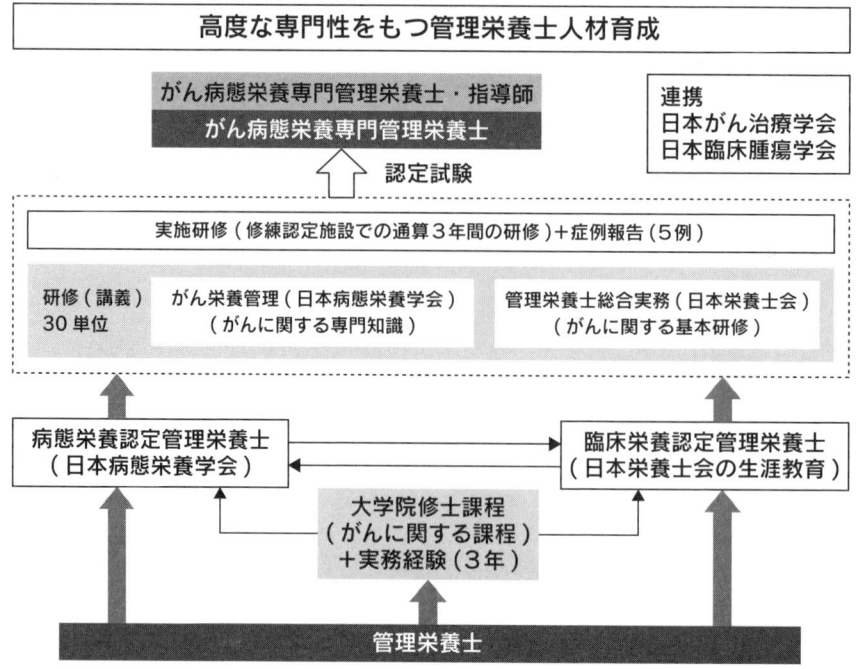

出典：日本栄養士会ホームページ

　高度技能を有する専門管理栄養士の結果をもって、診療報酬が整備されるかが決まっていくようになるでしょう。日本医療の将来のために、実際に動いてスキルを磨き、結果を出していくことが望まれています。これら社会風潮をとらえることもマネジメントでは重要となり、管理栄養士の病棟配置を鑑み、各病棟の疾病領域に特化した、より高度な専門技能を有する人材を育成していかなければなりません。

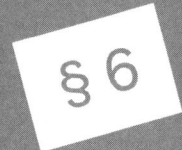

改めて、口から食べることを考える

1 チーム医療の中での栄養管理

　私たち管理栄養士は、常に食べられるようになることをイメージして栄養サポートをすることが要になります。

　DPC[*1]（Diagnosis Procedure Combination：診断群分類包括評価）の観点からも絶食・経静脈栄養よりも腸を利用した経腸栄養や経口摂取が望ましいとされています。DPCとは従来の診療行為ごとの点数を基に計算する「出来高払い方式」とは異なり、入院期間中に治療した病気のなかで、もっとも医療資源を投入した疾患に対して厚生労働省が定めた1日あたりの定額の点数からなる包括評価部分（入院基本料、投薬、注射、検査・画像診断等）と、従来どおりの出来高評価部分（手術、胃カメラ、リハビリテーション等）を組み合わせて計算する方式です。経静脈栄養に用いる点滴は包括的に定額として丸め込まれている一方で、食事である経腸栄養や経口摂取は提供した分だけ、出来高払いとして計算されます。つまりムダな絶食期間が長くなればなるほど、入院時食事療養費は算定されず、包括部分となっている点滴のコストだけが消費されて病院経営にとって極めて不利益な状況を作り出してしまうのです。

　そして大切なことは、根本治療後に十分な栄養補給と運動リハビリテーション、さらに誤嚥しないで食べられるようになるための嚥下機能トレーニングを安全に効率よく行なうことです。

　入院前後の根本治療と並行して、早期から患者・家族、チームスタ

[*1] DPC：医療費の支払い制度の1つで、本邦における約8,700の病院のうち、急性期医療を行なう1,585病院（2014年4月現在）がDPC対象病院となっている。DPCは1日あたりの診断群分類に基づいた包括評価による部分と、従来の出来高払い制度の部分との組み合わせにより成り立っている。入院基本料、検査、投薬、処置などが包括評価となり、食事やリハビリテーション、手術などの技術料は出来高部分として構成されている。従来の出来高払い制度は、検査や投薬を実施するだけで算定できるのに対し、DPC対象病院では治療にムダなコストをかけずに、患者を早く治療し退院するようにすることで病床利用率が上昇し、病院経営が潤う。そのためには、根本治療後の回復を促進し、合併症を予防するような栄養サポートが重要になってくると考えられている。

ッフとともに疾患に応じた目標設定を繰り返し行ない、治療における栄養の重要性を説明し、コンセンサスを得ながら進めていかなければなりません。口から食べることができなければ、早期経腸栄養を行ない、栄養状態の維持・改善をして、嚥下状態や意識状態を鑑みて、安全で効率的な栄養管理を進めていくことが大切です。

2 大切なのは、患者視点を忘れないこと

　栄養の概念は、あたり前であるがゆえに、特に疾患栄養治療におけるエビデンスは少ないのが現状です。なぜこうした報告が少ないのでしょうか。1つには、私たち栄養の専門家である管理栄養士からの報告が極めて少ないことが原因に挙げられます。患者さんは根拠のない、あるいは根拠の少ない医療は選択できないのと等しく、我々もその栄養管理に根拠がなければ推薦できません。これは慣習的に中心静脈栄養に偏りがちであった日本の栄養管理と同じことです。

　また、「口から食べられなくなれば、人生は終わりである」と割りきった考えをもった人もおり、それはその人の人生観や宗教上の問題、文化、その他さまざまな背景が影響していることがあります。一概に食べられることが正しくて、食べられないことが間違いとは判断できません。しかし、生き続けているかぎり、口からおいしく食べて、病気を治したいと思うのは多くの患者さんの願いではないでしょうか。食べられないという苦痛から食べられるようになったとき、病気に立ち向かう精神的・身体的な希望となる場合がありますし、それは私たち医療スタッフにとっても仕事の醍醐味と言えます。「食べたい、味わいたい」と思う患者さんの心からの訴えを傾聴し、患者さんに口から食べる機会を作り出すような管理栄養士の活躍が期待されています。

3 事例——完全経口摂取への移行

　筆者が経験した、完全経口摂取への移行に経腸栄養とリハビリテーションが奏功した一症例を紹介します。

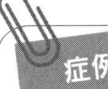

> 93歳、女性、右大腿骨頸部骨折術後、廃用症候群
> 〈併存疾患〉
> 深部静脈血栓症、誤嚥性肺炎、パーキンソン病
> 〈既往歴〉
> 陳旧性脳梗塞
> 〈入院時：身体所見〉
> AC 23.3cm、TSF 9mm、膝高 45cm
> 推定身長 148.2cm、推定体重 49.0kg、BMI 22.3kg/m²、JCS I -1
> 認知レベル：認知症あり（軽度）
> 食事：経口摂取、食事形態：普通食（軟菜食）1,400kcal、たんぱく質65g、全量摂取

1　NST依頼までの経過

　自宅のベッドから転落し、右大腿骨頸部の骨折で手術目的での入院となった。術後経過良好で、普通食を8割（1,100kcal）以上摂取できていたが、術後20日目に突然の吐血を認めた。上部内視鏡検査の結果、十二指腸潰瘍に対してクリッピング術が施行され、5日間の絶食が必要となり、末梢静脈栄養で栄養管理された。術後26日目より食事が再開されたが嚥下機能の急激な低下、食欲不振を認め、経口摂取量は

平均600kcalであった。またこの頃より腰痛を訴えるようになり、身体機能的に座位保持の耐久性が低下していた。術後35病日に整形外科から回復期リハビリテーション（以下、リハビリ）病棟へ転棟と同時にNSTに併診依頼があった。

2　NST介入時の身体所見

身長 141.6cm、体重 44.8kg、BMI 22.2 kg/m^2

褥瘡、浮腫、腹水なし。皮膚に脱水や乾燥所見なし。腹部は平坦で軟。腸管蠕動運動はやや弱い。5日間排便なく便秘。VF（嚥下造影）やVE（嚥下内視鏡）検査は未施行で、耳鼻咽喉科による嚥下機能評価では、唾液など液体の嚥下は難しく、ゼリー形態による直接嚥下訓練を言語聴覚士（以下、ST）が介入実施中との情報があった。

3　NST介入時の検査結果

【生化学】		
GOT 13IU/L	Na 134mEq/L	総コレステロール158mg/dL
GPT 8IU/L	K 3.6mEq/L	Cre 0.46mg/dL
ALP 228IU/L	Cl 101mEq/L	BUN 16.5mg/dL
【血算】		
WBC 4400/μL	RBC 340万/μL	Hb10.5g/dL
【免疫血清】		
CRP 5.30mg/dL	プレアルブミン 7.6mg/dL	
	トランスフェリン 107mg/dL	
	レチノール結合蛋白 1.1mg/dL	

4 経過とNSTによる栄養療法

POD※	経過と問題点	NSTでの検討と方針
35 (回復期リハ病棟へ転科)	十二指腸潰瘍治療後も食欲は戻っていない。回復期リハビリ病棟へ転科し、食堂で摂取することで食事量が少し増加したが、栄養摂取量の不足がある。	H-B式より基礎代謝量950kcal、活動因子1.2、侵襲因子1.2(発熱のため)として、はじめは約1350kcalを目標量とした。今後、積極的なリハビリが伴う場合の活動因子は1.4とする方針。 推定摂取エネルギー量：630kcal(経口摂取)。栄養必要量をめざして、プリン系の栄養補助食品の利用へ。
42	自己摂取を試みるがスプーンですくえず。介助にて食事摂取するが食欲なく摂取量6割程度。ゼリー摂取は良好。腰痛の訴えが増し、食事に伴う座位保持の耐久性が低下。	推定摂取エネルギー量：900kcal(経口摂取) 主食の形態を変更し、プリン系の栄養補助食品は摂取良好。 言語聴覚士(以下ST)と協働し、嚥下評価の程度に合わせ、嚥下食ピラミッドL3を目安とした食事提供を実施。経口摂取のみでは難しいと判断し、主治医に非経口栄養管理(経腸栄養または静脈栄養)を提言。
49	腰痛強く、座位保持も困難。食事摂取量が低下し、2～4割程度。 持続熱が続き、誤嚥性肺炎の疑いで、絶飲食となり末梢栄養となる。	推定摂取エネルギー量：660kcal(経口栄養) 発熱・腰痛により食事量低下。嚥下機能も低下し静脈栄養併用。 疼痛コントロールのためペインクリニック。発熱とCRP高値の精査を行ない、根本治療後に積極的な栄養サポートの方針。
57 (整形外科病棟へ転科)	MRIの結果、化膿性脊椎炎と診断され整形外科転科。ドレナージチューブと経鼻チューブ留置。	推定摂取エネルギー量：520kcal(末梢静脈栄養のみ) 絶食後、解熱しており誤嚥が明らかとなった。末梢静脈栄養が続くようなら、高カロリー輸液への変更を推薦するが、家族の同意があれば、より生理的な経腸栄養の開始を推薦した。
61	58病日より経腸栄養を行なうことになり、200kcalのみ投与中。今後の投与プランの検討を要する。 STは介入のままで、少量で嚥下訓練と評価を繰り返す方針。	推定摂取エネルギー量：520kcal(末梢静脈栄養) + 200kcal(経腸栄養) 経腸栄養のプランを検討。理学療法士(以下PT)や作業療法士(以下OT)、STによるリハビリ時間を鑑み、経腸栄養の投与時間の短縮を図る目的で、液体栄養剤がペクチンの作用によって胃内で凝固する栄養剤を用い漸増する方針。
70	経腸栄養開始直後のみ下痢を認めたが、以後は下痢なく経過。69病日VF施行し、嚥下評価。嚥下機能評価では、ゼリー摂取から開始可能との評価。	推定摂取エネルギー量：915kcal(経腸栄養) 経腸栄養は消化器症状などトラブルがないため漸増し、1250kcalとする。不足分はゼリー系の嚥下訓練食による栄養補給の方針。

POD※	経過と問題点	NSTでの検討と方針
77	経腸栄養増量後も下痢なく経過。今後を鑑み、PEGについて家族にICするが、経口摂取を強く希望される。	推定摂取エネルギー量：1215kcal（経腸栄養）＋α（嚥下訓練食：L1） 経腸栄養と嚥下訓練食にて、必要と考えられる栄養量は確保できている。これまでの侵襲と栄養摂取不足により、体重減少を認めている。体重とRTP（Rapid Turnover Protein）を指標として経過から栄養投与量を検討してく方針。 また、71病日から直接訓練再開しているが、嚥下機能は急激な回復は望めない評価。栄養状態の改善に伴う変化に期待したい。
84	化膿性脊椎炎はドレナージと抗菌薬で軽快。床上安静解除となりリハビリにて車いす移乗。ST見守りで直接訓練継続。	推定摂取エネルギー量1215kcal（経腸栄養）＋α（嚥下訓練食：L1） 経腸栄養は下痢もなく安定。家族がPEGを希望されていないため経口摂取アップを期待し、直接訓練は継続。
91	Na126mEq/L、K5.5mEq/LのためNaCl補充とラシックス内服開始。嚥下訓練：経腸栄養開始後、全般的な反応は向上し、表情が出てきた。	推定摂取エネルギー量1215kcal（経腸栄養）＋α（嚥下訓練食：L1） 経腸栄養はトラブルなし。電解質でNa低下、K高値のため、NaCl追加し、Kの推移を観察。K高値改善なければ薬剤処方またはKが少ない栄養剤への変更を考慮。直接訓練は継続。
98	Na135mEq/L、K4.7mEq/Lに電解質改善。PEGは希望されず、今後は自宅退院に向け、回復期リハビリ病棟へ転科依頼とする。	推定摂取エネルギー量1215kcal（経腸栄養）＋α（嚥下訓練食：L1） 経腸栄養はトラブルなし。Na・K改善し、電解質は経過観察。
105（回復期リハ病棟へ転科）	嚥下評価では小さじ1杯が限度で、安全性を考慮し量を少なくした。液体摂取時の咽頭残音著明。間接訓練を強化する方針。	推定摂取エネルギー量1215kcal（経腸栄養）＋α（嚥下訓練食：L1） プレアルブミンは上昇傾向を示し、アルブミン上昇が推察された。栄養投与量は維持し、体重で評価へ。栄養状態改善の目的に、誤嚥性肺炎の予防のための口腔内衛生に努め、経口摂取はムリしない。
112	リハビリにて離床を進めており、離床促進に伴い活気を認める。経口摂取量は進まない。	推定摂取エネルギー量1215kcal（経腸栄養）＋α（嚥下訓練食：L2） 体重は増加傾向のため、栄養投与量は維持。プレアルブミンおよびアルブミン上昇傾向。ギアチェンジし、食事形態・嗜好などを調査し食事調整の方針。
119	全身状態が改善し、体幹保持ができるようになり、嚥下機能が急速に回復傾向。	推定摂取エネルギー量1215kcal（経腸栄養）＋α（嚥下訓練食：L3） プレアルブミンは20台をキープし、嚥下訓練に合わせた食事提供へ。

POD[※]	経過と問題点	NSTでの検討と方針
133	表情が明るくなり、少し会話可。 嚥下訓練食（1/2量）を何とか促して8割ほど摂取。	推定摂取エネルギー量1215kcal（経腸栄養）＋α（嚥下訓練食：L3） 経口摂取量がアップできているため経口摂取量に合わせて経腸栄養は徐々に漸減していく方向。
140	嚥下訓練食（3回/日）と栄養補助食品を摂取。食堂で他患者と一緒に微笑みながら、介助レベルで摂取できるようになった。	推定摂取エネルギー量1030kcal（経口摂取）…嚥下訓練食：L3 138病日、経鼻チューブ抜去。誤嚥なく、経口摂取良好であり、主食量を漸増して栄養量調整。体重、プレアルブミン・アルブミンなど栄養指標が急上昇。自力摂取をめざすリハビリ。
147	嚥下食（3回/日）8割以上、栄養補助食品（2本/日）全量摂取。リハビリは順調な経過。	推定摂取エネルギー量1300kcal（経口摂取）…嚥下食：L4 食事摂取安定し、必要栄養量確保できている。今後は、自宅での生活環境を鑑みたリハビリ中心に行ない退院方向。 主治医レベルで、栄養補助食品の漸減を図るためNST介入終了。

※POD：Post Operative dayの略。術後病日。

5　アウトカム

　経口摂取量の不足および侵襲による体蛋白の異化亢進の結果、**図表1-2**に示すとおり体重は減少の一途をたどった。術後57病日に誤嚥性肺炎および化膿性脊椎炎と診断されて以降、低栄養状態の改善のため経腸栄養を行ない、嚥下訓練食とともに1,350kcal程度の安定した栄養補給ができていた。最終的に棒グラフが示すとおり、完全経口摂取になり、体重も浮腫なく著しい改善を認めた。

　また、**図表1-3**に示した血液検査結果において、安定した栄養投与量と陰性化したCRPによって、プレアルブミンとアルブミンの改善を認めた。プレアルブミンとアルブミンの曲線が、同様の挙動を示し、体重上昇を認めた。本症例では、状態の改善に対してプレアルブミンが鋭敏に反応し、プレアルブミンが栄養投与量の指標となり得ることが示された。

図表1-2 栄養投与経路および投与量の変遷

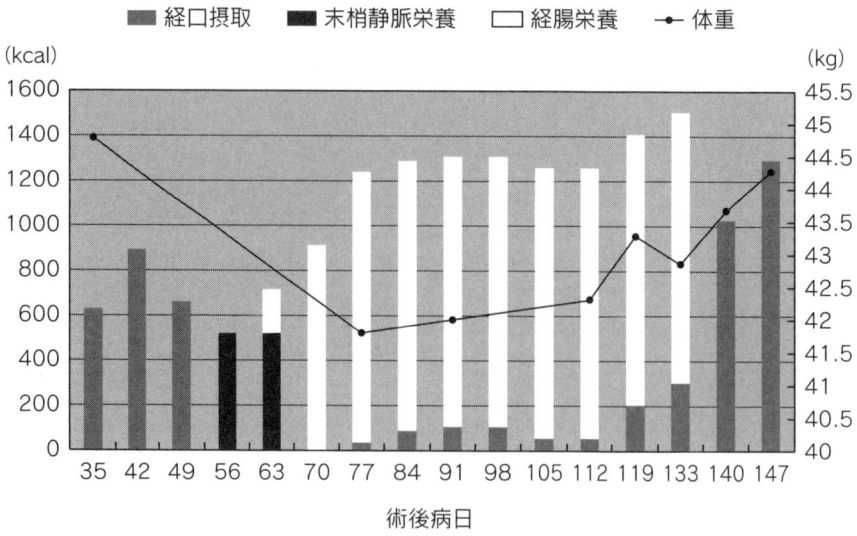

図表1-3 プレアルブミン、アルブミン、CRPの推移

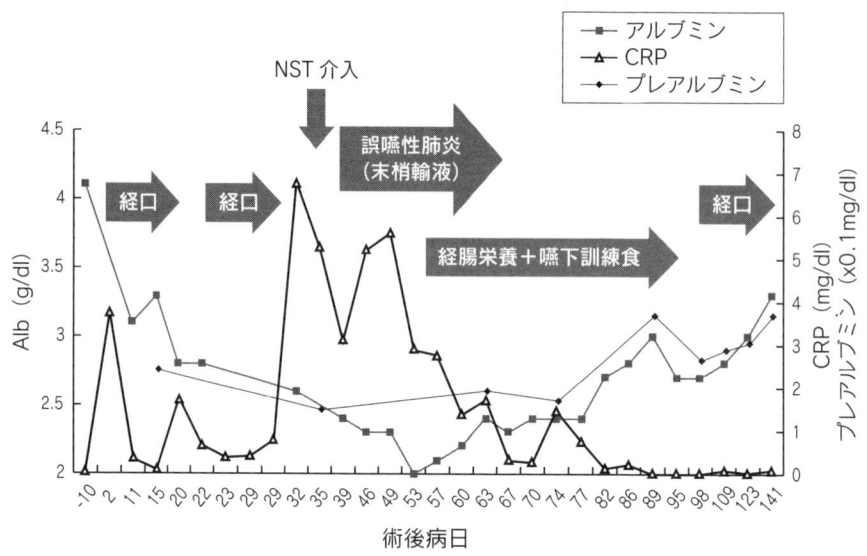

6 考察およびまとめ

　術後35病日よりNST介入を開始した。初めに入院時診断名から現病歴の経過を勘案したうえで、身体・検査所見の栄養アセスメントを行ない、栄養必要量をH-B（Harris-Benedict）式によって算出した。

介入時、食欲不振および嚥下障害を伴っており、嚥下食ピラミッドにおける嚥下訓練食L3に準じた食事調整をし、栄養補助食品を利用して栄養必要量の充足を目標とした。入院時は嚥下機能良好で普通食を全量摂取していたが、十二指腸潰瘍治療期間における5日間の絶食後には、食欲低下を伴う嚥下障害が起きた。原因究明の検討をしたが、パーキンソン病および全身状態不良による影響が推測できるのみであった。両者ともに、低栄養の改善と離床を促すリハビリ、また嚥下訓練を行なうことが肝要である点では変わらない。

しかし術後57病日、炎症反応の持続と発熱の原因が、誤嚥性肺炎および化膿性脊椎炎と診断された。両者とも低栄養状態で頻発する病態であり、抗菌薬による根本治療に並行して積極的な栄養治療の必要性がうかがえた。NSTとして栄養状態改善の必要性を主治医らに説明し、経腸栄養管理として栄養必要量まで漸増した。また、術後69病日にVF検査にて嚥下機能の評価を行なった。栄養治療の方針として、経腸栄養で十分な栄養量を確保し、ゼリー形態の直接訓練を続けていくことにした。リハビリ時間を鑑み、経腸栄養剤の投与時間を短縮する目的で、ペクチンの作用によって胃内で凝固する液体栄養剤を選択した。この栄養剤は液体であるため8Fr程度の細い経鼻チューブにおいても自然滴下で投与できる。細い経鼻チューブほど嚥下機能への物理的影響が少ないと考えた。2か月に及ぶ経腸栄養管理によって栄養状態は向上し、理学療法士、作業療法士、言語聴覚士によるリハビリが順調に進んだ。

特筆すべきは、回復期リハビリ病棟に転棟した術後105病日以降からプレアルブミン、アルブミン、体重が急激に上昇し始め、栄養状態が向上するに伴い、体幹保持が可能となり、車いすを用いて自力移動ができるようになったことである。これは回復期リハビリ病棟に転棟する前から積極的な栄養管理を行なってきたことで、積極的リハビリ施行に身体が対応できたことが大きいと考えられた。低栄養症例へのリハビリとは明らかに異なり、リハビリ意欲も向上し、急激な耐久性の向上が図られていった。また体力の改善に伴って咳嗽反射ができる

ようになり、少しのトロミで誤嚥なく摂食できる状態にまで回復した。

　術後138病日には、経腸栄養のための経鼻チューブを抜去し、完全経口摂取となった。不足する栄養量は栄養補助食品を使用し、体重の回復をめざした。最終的に、家族の希望により栄養補助食品は1品のみ継続したが、完全経口摂取となり、血液検査と体重が改善し自宅退院となった。

　本経過において興味深いことに、プレアルブミンとアルブミンおよび体重の上昇と反比例してCRPが陰性化している。CRP陰性化の維持は、誤嚥や口腔ケアなど栄養状態低下のリスク管理を徹底しただけの結果とは考えにくい。栄養状態が改善し、体力の向上に伴って、身体の耐久性が向上し、咳嗽反射や自己排痰ができるようになり、大きな誤嚥なく食べられるようになった。経腸栄養管理中の嚥下訓練食を段階的にゆっくり増やしたように見えるが、患者の摂取限界量を探りながら進めた必然的結果とも考えている。栄養管理とともにリハビリがいかに大切であるかがうかがえた。

　本症例は、経腸栄養による安定した栄養供給量とリハビリによって栄養状態ならびに身体機能の改善が図られた結果、経口摂取への移行が奏功したと考えられた。現在は患者および家族が治療を選択する時代であり、診療計画を主に説明する主治医がぶれないような栄養情報の提供と適切な栄養サポートが、管理栄養士に求められる時代に突入している。

　患者および家族、さらに医師に対して適切な栄養サポートを示していくためにも、単なる栄養情報の提供に終始するのではなく、退院に向けた道筋を明示できるマネジメントスキルの習得が不可欠である。

● 参考文献

1) 川西秀徳：高齢者の包括的栄養管理, 大熊利忠, 金谷節子 編：キーワードでわかる臨床栄養, 羊土社, 262-269, 2007.
2) 厚生労働省, 平成26年版厚生労働白書. 日経印刷, 全国官報販売協同組合, 43-49, 2014.
3) 三原千恵：脳卒中後のリハビリテーションの栄養管理, 静脈経腸栄養, 26, 6, 35-42, 2011
4) Weimann A, Braga M, Harsanyi L, et al. ESPEN guideline on enteral nutrition: Surgery including organ transplantation. Clin Nutr 25: 224-244, 2006.
5) Soop M, Nygren J, Myrenfors P, et al. Preoperative oral carbohydrate treatment attenuates immediate postoperative insulin resistance. Am J Physiol Endocrinol Metab 280: E576-583, 2001.
6) Henriksen MG, Hessov I, Dela F, et al. Effects of preoperative oral carbohydrates and peptides on postoperative endocrine response, mobilization, nutrition and muscle function in abdominal surgery. Acta Anaesthesiol Scand 47: 191-199, 2003.
7) Dennis MS, Lewis SC, Warlow C. Effect of timing and method of enteral tube feeding for dysphagic stroke patients（FOOD）：a multicentre randomised controlled trial. Lancet 2005；365：764-772
8) Yutaka Suzuki, Mitsuyoshi Urashima, Masaki Izumi et al:The Effects of Percutaneous Endoscopic Gastrostomy on Quality of Life in Patients With Dementia. Gastroenterology Research 5, 1, 10-20, 2012
9) 日本在宅栄養管理学会：http://www.houeiken.jp/
10) 真壁昇：見かけ上の低ナトリウム血症・高ナトリウム血症・高アルブミン血症, 下痢嘔吐, Nutrition Care, 6, 9, p38-43, 2013.
11) 真壁昇：動的栄養アセスメント, 田村佳奈美 編：管理栄養士のためのベッドサイド栄養管理のはじめかた. Nutrition Care, 32, 84-92, 2011.
12) 中野栄二：プレアルブミン. 日本臨牀53（増刊号）：159-162, 1995.
13) 金谷節子：ベッドサイドから在宅まで使える 嚥下食のすべて. 医歯薬出版, 2006.
14) 野崎園子：パーキンソン病の摂食・嚥下障害. IRYO, 61, 2, p99-103, 2007.

Chapter 2

近森病院の事例から学ぶ
NSTの変遷とアウトカム

§1 栄養管理の適正化への道筋

1 近森病院の概要

　近森病院は高知県の中心に位置し、急性期医療を行なう地域医療支援病院です。2003年にNSTを組織し、2006年度よりDPC対象病院となりました。本チャプターでは、NSTが軌道にのり、さまざまなアウトカムが生じた2010年度までの約8年分のデータを分析して考えていきたいと思います。

　当時の近森病院の許可病床数は338床（ICU・CCU 24床、HCU 19床、救命救急病棟18床）です。平均在院日数は約14日、病床稼働率約98％であり、月あたり新規入院患者は600人以上、救急車搬送数は年間約6,000台です。

2 目先のコストより、患者のために

　近森病院では、NST活動が活発化することで、食事提供数の増加と輸液使用量が一時的に増加しました。医師を含むメディカルスタッフの栄養管理への関心が高まり、栄養量が少しでも多いものへと考え方がシフトしました。従来の習慣であった分粥食のもつ意味も検討され、病態に応じた開始食へと変化し、全粥食からの開始が増加しました（図表2-1）。食事の開始時期も早まり、提供数も増加することで不必要な絶食オーダーが減少しました。また、食事摂取率が少ない患者さんに対しては個別の食事対応が行なわれました。食事は入院生活での唯一の楽しみであると考えがちですが、食思不振の患者さんにと

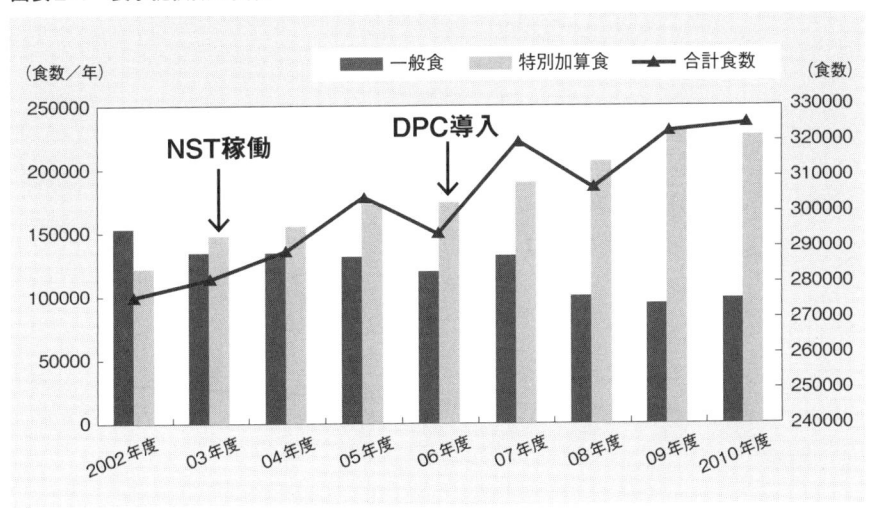

図表2-1　食事提供数の変化

っては、食事をとるということ自体が厳しい治療の1つとなります。そこにこそ、少ない摂取量で多くの栄養量をとることができる栄養補助食品の果たす役割があり、有効な使い方により、その恩恵は計りしれません。

　NST活動の開始により、栄養補助食品の使用金額は月に100万円程度、輸液においては1,000万円程度まで増加しました。この右肩上がりに増加するコストに対して不安が募りましたが、経営管理者側からはコスト圧縮に対する指示は皆無でした。むしろ栄養管理に関するスタッフの意識変化の象徴と考えられるため好ましいということで、目先のコストよりも「常に患者さんのためによいことを」と言われ、驚きました。現在の栄養経営という概念に至る、チーム医療の未来への扉が開いた瞬間でした。

3　NST活動がもたらす成果

　開始後の1年を評価すると、栄養補助食品や輸液の処方量は増し、これら処方に関する相談件数も増加しました。これら一つひとつをNSTカンファレンスで検討し、栄養補助食品の使用量は月100万円

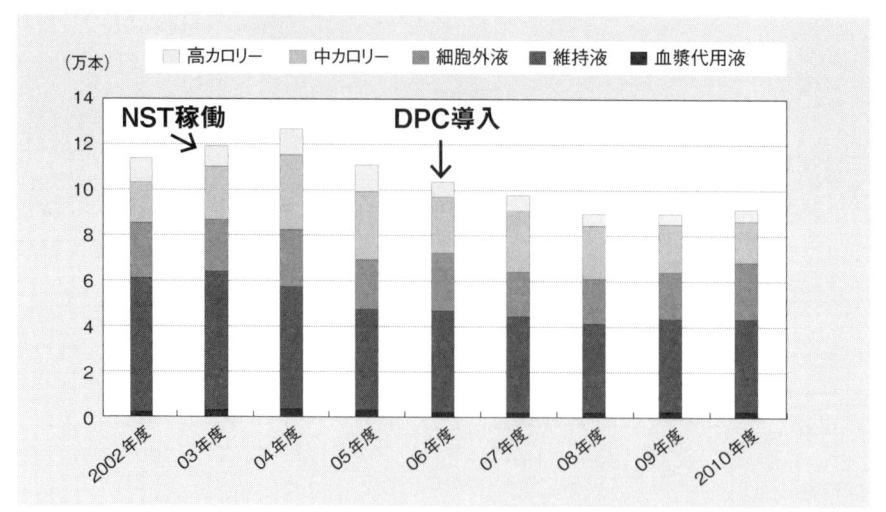

図表2-2　入院における輸液使用量

から20万円まで低下、輸液の使用量（**図表2-2**）も1年後から低下するなど、栄養アセスメントで導かれた必要栄養量に準じて適正に使用されていきました。

　食思不振に悩む患者さんは、管理栄養士による日々のカウンセリングと個別対応食によってその多くが解決されます。2011年には、栄養補助食品を用いる患者さんは1割未満で推移するようになりました。管理栄養士の増員に伴って、栄養補助食品の使用量が減少し、個別対応食が増加しました。また、再入院しないように退院後の食生活を鑑みると、入院中から日常の食生活に近い食事形態の提供が大切となります。これら食事の個別対応は直接的なコスト上昇に直結しますが、栄養補助食品をたくさん提供し残食が増加するよりも、理にかなっていると考えられます。

　この後、絶食率のさらなる低下に取り組みましたが、これは一筋縄ではいきませんでした。

§2 管理栄養士の休日出勤と絶食患者数の低下

1 まずは、職員教育の徹底から

　図表2-3から、絶食率の低下と経腸栄養管理症例の増加がうかがえます。§1の内容を反映した当然の推移に見えますが、絶食率を低下させることはとても難しいことでした。NST活動を開始した2003年から2004年度にかけて、まずは消化管を用いることの重要性を全スタッフに教育することから始めました。

　消化管を用いて腸管疲弊を抑制し、ヒトがもつ生理的な免疫力を最大限に活かすことの大切さを唱えました。さらに末梢輸液製剤500mlのエネルギー量は0〜300Kcalで、最大でも1,000kcal程度であることをすべての医療従事者に知ってもらえるような勉強会を、薬剤師と共同で何度も繰り返しました。次第に薬剤部と臨床栄養部との信頼関係が強くなるとともに、同じ志をもった職員がチームに加わり、

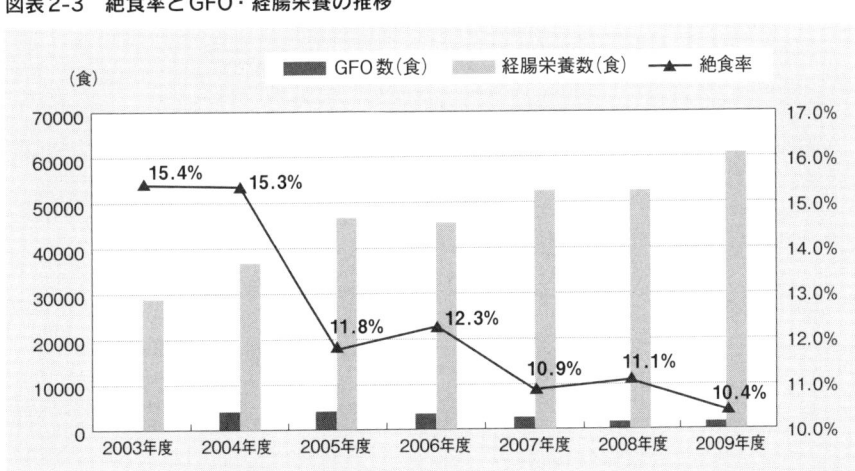

図表2-3　絶食率とGFO・経腸栄養の推移

年度	絶食率
2003年度	15.4%
2004年度	15.3%
2005年度	11.8%
2006年度	12.3%
2007年度	10.9%
2008年度	11.1%
2009年度	10.4%

メンバーが徐々に増加していきました。さらに、NSTカンファレンスの回数や検討人数を増やしたことで、絶食率は2004年から2005年度にかけて3％以上低下し、12％台となりました。しかし、翌年度も12％台。ここからが困難を極めました。

2 絶食率低下に向け、管理栄養士の常勤体制を確立

　絶食率が12％台から低下しない要因の1つが、意識障害を伴っている入院患者さんの栄養管理でした。こうした患者さんが土・日・祝日に入院した場合、週明けまで絶食しているケースがありました。2003年度よりNST活動を開始した近森病院では、可能なかぎり消化管を用いるようにしています。意識障害のある患者さんへも同様に、経腸栄養管理が増加しました。

　経腸栄養法を行なうときは、管理栄養士が経腸栄養プランを作成し、それに沿って栄養管理をする体制になっています。土・日・祝日は管理栄養士が病棟に勤務していないため、週明けまで絶食となる事例が発生していたのです（給食管理は全面委託）。絶食率低下のためには、土・日・祝日に管理栄養士が出勤する必要があります。しかしその場合、土・日・祝日に出勤した管理栄養士のウィークデーの振替休日を確保するためには、管理栄養士の人員補充が必要でした。そのため、増員体制を整えながら2007年度から、管理栄養士の土・日・祝日出勤を開始しました。

　意識障害を伴う患者さんの多くは、集中治療病棟や救命救急病棟に入院します。それらの病棟では、管理栄養士が365日常勤する当番体制を開始したのです。具体的には栄養管理計画を作成し、食事や経腸栄養法の開始などを提案しています。この結果、1年後には絶食率が約1％低下しました。以後、現在に至るまで絶食率は10〜11％台で推移し、この内訳は何らかの理由で絶対的に消化管の使用が難しい症例となっています。

図表2-3にGFO[*1]の推移がありますが、これは絶食率を減らすことに貢献した大きな意味をもつデータです。循環器領域で特にCCU（Coronary Care Unit：冠状動脈疾患集中治療室）に入室するような急性心不全の病態などでは、循環動態が不良である場合が多く、慣習的に絶食が長引くケースがありました。循環動態が少しでも改善すれば経鼻胃管から内服薬を注入していましたが、同様の方法でGFOを1パックあたり30〜50mlの水に溶解して投与し、腸管疲弊の抑制を開始しました。このGFOの注入によって循環動態が不安定になる症例もなく、慣習的にGFOが投与されるようになり、医師の栄養投与に関する意識が変化しました。

　これを機に、絶食率を低下させることを目的にした「入院時GFO指示書」という仕組みを構築しました。循環動態などが絶食の理由であっても、経鼻胃管などから内服薬を投与させる場合、せめてGFOを投与して腸管疲弊を抑制することが目的です。当時、GFOの投与によって感染率が下がるといった報告があったことも実施理由の1つでしたが、GFO投与を開始したことで、循環器領域の専門医らも微量から経腸栄養管理が行なえることを認識しました。

　その後、GFO開始が感染率に影響を及ぼす臨床的結果が確認できなかったため、GFOよりも経腸栄養剤（濃厚流動食）200mlを24時間かけて投与（時間あたり9ml）するという微量の持続的経腸栄養管理を開始しました。これで経腸栄養実施数が伸び、GFOの投与量が減じました。

3　食事をせずにリハビリを行なうのは、シゴキに等しい

　こうして栄養管理についての院内スタッフの認識が高まるにつれて、リハビリテーションのスタッフにも、「食事をしないでリハビリテーションを行なうことは、単なるシゴキと同様かもしれない」という考えが浸透していきました。理学療法士や作業療法士、言語聴覚士

[*1] GFO：株式会社大塚製薬工場が販売する、グルタミン、ファイバー、オリゴ糖を含有する粉末清涼飲料。

が自ら、主治医のリハビリテーションのオーダーに対し、「食事摂取量が少なすぎてリハビリの継続は難しい」と訴えるまでに組織風土が醸成され、口から食べることができない患者さんには、経腸栄養管理を併用することが多くなりました。

　一時的な経腸栄養管理とリハビリテーションによって活動性が向上すると、食事摂取量も増加することが多く、その摂取量に応じて経腸栄養管理を中止できる症例が増えていきました。

　栄養管理への関心が高揚するなか、NSTで検討する患者数が増加しました。現在のNST対象患者数は年間3,000人を超えています。

§3 管理栄養士の主治医担当性の導入

　チーム医療がもたらす経済的アウトカムを出すためには、栄養学的リスクを有する「全入院患者」に対して介入することが必要です。また、早期治癒および退院に向け、リアルタイムに対応することが要求されます。根本治療後の栄養サポートやリハビリテーションを迅速に行なうことで、合併症が抑制され、結果的に患者の利益が向上します。

　しかし、栄養サポートの専門部隊1チームで病院全体の栄養学的リスク患者をみるのは難しく、非合理的と言えます。そこで我々は、各診療科に教育研修を行なった管理栄養士を配置し、主治医担当制を確立しました。ほとんどの場合、主治医は入院から退院まで一貫して担当患者の治療にあたりますので、管理栄養士もその主治医とともに患者をみて、主治医の包括的な指示の下に栄養管理計画を立案し、評価することを繰り返すシステムとなります。この管理栄養士が中心となって栄養サポートを行なうシステムが、MDS（Maincourse Dinner System）です。

　栄養サポートを医療のメインコースとするMDSを行なうためには、多数精鋭の管理栄養士が必須です。そのため、管理栄養士を5人から15人に増員しましたが、比例してNST患者数も増加しています。この主治医担当制が確立されたことで、近森病院では診療科別にそれぞれ1チーム、全体で9チームのNSTが活動しています。主治医担当制とは別に、NSTカンファレンスも行なっています。

　集中治療領域では病床回転が速いため、週に2回のNSTカンファレンスを行なっています。集中治療領域をみるチームのチェアマンは、近森正幸院長が務めています。この"コーチングチーム"にはまだ経験の浅い管理栄養士も参加し、カンファレンスにおけるさまざまな症例をとおし、標準的治療内容と標準的経過を学びます。これを習得し

なければ、臨床栄養の知識を活用することはできません。治療過程において何が異常なのか、その原因や理由が何であるのかを考えられるようになることで適切な栄養計画が立案できます。さらに日々の臨床現場におけるカンファレンスのなかで、医学用語や略語、血液検査、画像診断、頻用する薬剤なども教育しています。これは管理栄養士のみならず、薬剤師、理学療法士など多職種も含めて実施します。

　こうした教育によって、主治医と共通言語で話すことができ、意思疎通が容易になりますし、信頼関係が築かれます。ここで育った管理栄養士が各診療科チームにチーム医療のスピリットを伝え、院内全体のNSTに一体感が育まれていきます。

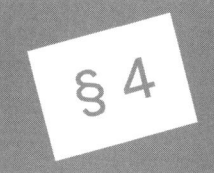

§4 管理栄養士の増員とNST症例数の増加

1 NST実施における留意点

　近森病院では、全患者に対して入院時および週に1回以上の栄養スクリーニングを実施しています。看護師が担当しており、わかりやすいスクリーニング5項目(①3kg以上の体重減少、②食欲不振、③下痢・嘔吐、④浮腫、⑤stage Ⅱ以上の褥瘡)において、1つでも該当する患者さんについては管理栄養士に情報が届きます。管理栄養士は詳細な栄養アセスメントを実施し、栄養管理計画を立てます。その内容を医師と協議し、さらにカンファレンスで検討し、モニタリングをしながら再計画と再評価を繰り返します。これは栄養状態が改善するか、退院するまで継続します。

　特に、カンファレンスにおいては、多職種と貴重な時間を共有することになりますので、効率的かつ合理的な方法を工夫してきました。また、マンパワー不足に陥らないように適時増員し、量の処理とともに質の向上を重視して取り組んできたことが現在の成果に直結しています。

　図表2-4の棒線に示す管理栄養士の増員に少し遅れながら、NST症例数が増加しています。臨床経験の少ない新卒などの管理栄養士が入職し、標準的治療戦略に対する臨床栄養のスキルを習得し、栄養状態の悪化が予測される患者を未然に拾い出せるまでに、多少時間がかかることによるタイムラグであると考えます。

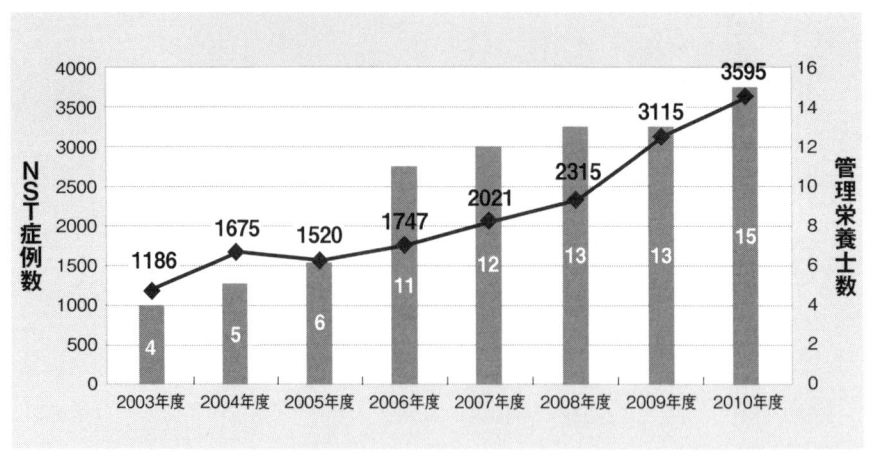

図表2-4　NST介入症例数と管理栄養士数

2　栄養管理実施加算の新設が追い風に

　2003年度にNSTを発足させ3年が経過すると、各診療科に専属の管理栄養士がいてほしいというニーズが高まりました。栄養管理が適切に行なわれ、予防的検討ができる体制が構築された結果です。そのため、2006年度に管理栄養士を大幅増員しています。この年はDPC対象病院となり、栄養管理で合併症を抑制して治療を促進し、患者の利益を追求するほどに病床利用率が上がり、病院経営の向上に直結した年でした。さらに1診療科（1病棟）に管理栄養士が1名配属される体制が整うのと時を同じくして、2008年度の診療報酬改定において栄養管理実施加算が導入されました。これにより管理栄養士は、全患者の入院時訪問が必要になりましたが、MDSを構築していた近森病院においては、この行政の誘導は追い風となりました。

　管理栄養士1名が1日に対応する栄養学的リスク患者数は、2010年度のNST症例数3,595名より逆算すると10名程度になります。それ以外に栄養管理実施加算の算定を目的として、全患者の入院時訪問と、担当診療科の30名程度の栄養評価を行ないながら、標準的治療経過から逸脱している患者や栄養状態が低下することが予測される患者に対応をしている現況です。

このように管理栄養士の増員と教育を行ない、MDSを確立することで、結果として全入院患者の栄養サポートの処理速度（生産性）とその質が向上し、NST介入症例数は**図表2-4**のように右肩上がりとなり、2010年度は3,595名と、全入院患者の45％を占めました。

§5 メディカルスタッフの増員がもたらす効果

1 NST誕生の経緯

　NSTで先駆的な病院の手法を模倣することから始める病院は少なくありません。お手本があることで目的へ到達しやすくなるメリットがあり、失敗に陥るリスクも低下します。

　ゴールドラッシュの時代には、カリフォルニアで金鉱が見つかり、全米から人がどっと集まった歴史があります。これを病院に例えると、治療成績がよい病院には、患者さんがどっと集まることになります。

　この構図は、アメリカにおけるNSTの歴史と類似しているように思われます。まず1960年代にDudrickによって中心静脈栄養法の手法が開発されました。これにより経口摂取ができなくとも、カテーテルを介して必要栄養量が供給できるようになり、多くの患者さんが恩恵を受けました。一方で、カテーテル関連敗血症などの合併症が増加し、PEM（Protein Energy Malnutrition：たんぱく質・エネルギー低栄養状態）の問題も重なり、これらを専門的に扱うNSTが世界で初めて誕生しています。

　NSTの介入によって栄養管理に関連する問題が解決に向かうことから、NSTを設置する病院が増加しました。アメリカは日本と医療制度が異なり、治療成績がよく短期間で退院できる病院に人が集まるため、患者さんも金鉱を追うようにNSTを設置している病院に集中したようです。一方、日本では診療報酬体系が激変し、急性期病院では出来高算定からDPC算定への移行が進んでいます。この変化は、日本の医療システムの根幹が変化したことを示しています。今後、高齢化が進む患者層を対象とする急性期病院として生き残るためには、

医師以外のメディカルスタッフを中心としたマンパワーの投入が必須になると考えます。

2 メディカルスタッフの増員で、病床稼働率・回転率が向上

図表2-5に、高齢社会の進展に沿って対応してきた近森病院の実績を示しました。高知県は全国第3位の高齢化率（2013年3月31日現在）であり、65歳以上の患者比率が急激に増加しています。近森病院の2011年時点の平均在院日数は14日、病床稼働率は常に100％に近い状態ですので、患者1人あたりの入院単価は右肩上がりで推移しています。このような変化に対応するために、2010年度の医療スタッフ数は100床あたり247名となっています。高齢者が増加している医療環境にあっても、医師以外のメディカルスタッフを中心に増員することで病床稼働率と回転率が増し、病院経営にとって好ましい結果となっています。

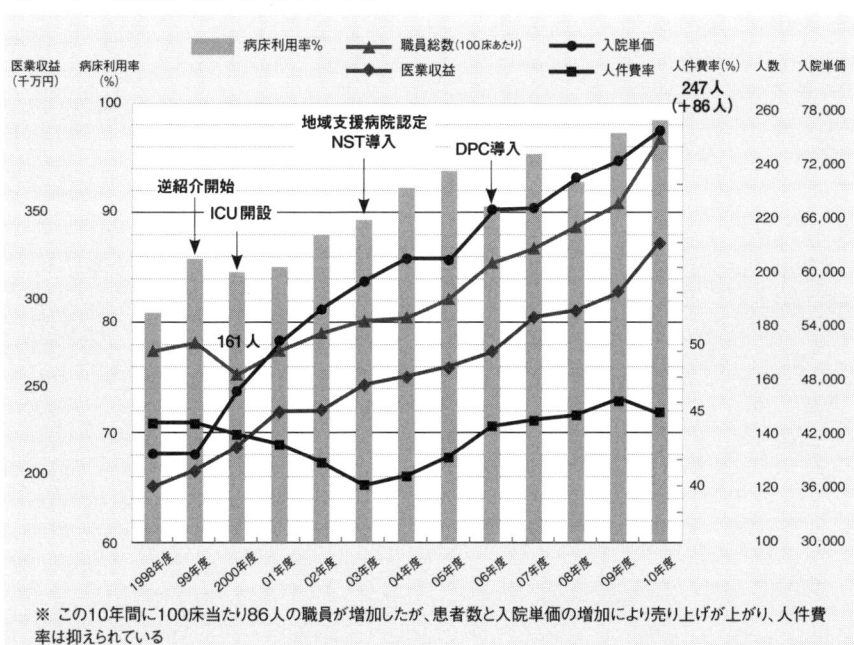

図表2-5　職員数の増加と人件費率の変化

※ この10年間に100床当たり86人の職員が増加したが、患者数と入院単価の増加により売り上げが上がり、人件費率は抑えられている

DPC算定病院では、合併症を抑制して早期治癒を図ることが重要となりますので、NSTのような栄養サポートやリハビリテーションによって合併症を予防することが大切になってきます。また、NST加算などチーム医療に関する診療報酬が新設されていますが、患者満足の点から評価すると、NSTがもたらすメリットはこうした加算の総和より大きくなります。コロンブスにとっての海図となる「診療報酬の変化に対応したメディカルスタッフの投入」や、カリフォルニア金鉱のような「NSTがもたらす経済効果」に気づく施設が続々と増えることが予測されます。

§6 増員に向けた院長・事務長への交渉術

1 管理栄養士は、何をする職種なのか？

　2006年度の診療報酬改定によって栄養管理実施加算が新設され、2010年度からはNST加算が新設されました。この背景から社会的ニーズを把握し、現況の職場環境ですべきことを考えるためには、第一に管理栄養士が何をする職種であるか、という基本に戻ることが必要ではないでしょうか。

　管理栄養士に対するニーズは、患者さんの栄養サポートを行なう立場として、栄養アセスメントから栄養管理計画、栄養評価、再計画を遂行することだけでなく、患者さんやその家族に対して栄養サポートのプレゼンテーションをすることにあります。これを全入院患者さんに行なうためには、多くの時間を費やさなければなりません。さらに**図表2-6**に示した「医療スタッフの協働・連携によるチーム医療の推進について」(2010年4月30日付け医政発第0430第1号厚生労働省医政局長通知。以下、局長通知)においては、管理栄養士の役割が明示され、全患者さんに対する実施が大切であることがうかがえますし、

図表2-6　医療スタッフの協働・連携によるチーム医療の推進について（一部抜粋）

（3）管理栄養士
　近年、患者の高齢化や生活習慣病の有病者の増加に伴い、患者の栄養状態を改善・維持し、免疫力低下の防止や治療効果及びQOLの向上等を推進する観点から、疾病者に対する栄養管理・栄養指導や栄養状態の評価・判定等の専門家として医療現場において果たし得る役割は大きなものとなっている。
　以下に掲げる業務については、現行制度の下において管理栄養士が実施できることから、管理栄養士を積極的に活用することが望まれる。
① 一般食（常食）について、医師の包括的な指示を受けて、その食事内容の形態を決定し、又は変更すること。
② 特別治療食について、医師に対し、その食事内容や形態を提案すること（食事内容の変更を提案することを含む）。
③ 患者に対する栄養指導について、医師の包括的な指導（クリティカルパスによる明示等）を受けて、適切な実施時期を判断し、実施すること。
④ 経腸栄養を行なう際に、医師に対し、使用する経腸栄養剤の種類の選択や変更等を提案すること。

出典：2010年4月30日付け医政発第0430第1号厚生労働省医政局長通知

そうしなければ医療費の抑制や経営的メリットは得られないと考えます。

当院のNSTが発足した2003年7月、管理栄養士数は5名でしたが、入院するすべての患者さんに栄養サポートを実践してこそ結果が現れるという観点から、5人のほかに他部門との協力体制をつくり、入院時の栄養スクリーニングと、リスク対象者に対する詳細な栄養アセスメント、そして適切な栄養管理を医師に推薦することを開始しました。これがそのときにできた最大の活動でした。

常にマンパワー不足に悩まされましたが、管理栄養士として適切な臨床栄養管理を行なうために、栄養サポートが必要な理由とそのメリット、そしてその具体的な方法を細部にわたるまでイメージし、多職種にわかりやすくプレゼンテーションする方法を苦心して考えました。

その結果、院内に栄養管理に協力的な他職種が多くなり、各病棟での栄養サポートを手助けしてもらえるようになりました。まさにチーム医療の原点でした。こうして、院長や事務長に対して増員の働きかけをする前に、まず多職種による臨床栄養管理の実践とその実績を出すことを急いだのです。

2　経営的指標を盛り込んだ交渉が有効

院長と事務長では増員に関する説明の要点が異なります。患者さんに対するメリットを増大させる意味での増員は、院長に理解されても、事務長に対しては経営的指標を中心に説明する必要があります。医療人として患者さんによいであろうということ以外に、管理職としては経営のことも無視できないため、臨床と経営の2つのビジョンをわかりやすく示すことが要求されます。しかし、患者さんによいことが、必ずしも経営利益を担保することにならない場合があります。そこで、いままでの実績と信頼関係がカギとなって、いわゆる先行投資として

認められるか否かが判断されます。

　近森病院では2003年から、すべての患者さんに対する栄養サポートを実践するために、管理栄養士1名が患者さん80名を「診る」ことから始めました。その結果、前述したとおりのアウトカムをあげてきました。この経過のなかで、管理栄養士の配置人員数も常に検討してきました。先の医政局長通知にも明示されている取り組みを行なうためには、近森病院の規模（2011年時点で338病床、平均在院日数14日、病床稼働率97％、集中治療病床数24床、救命救急病棟18床）の病院で、管理栄養士1名につき30名程度の患者さんを担当するためには、13名まで増員しなければならないことがわかってきました。そうしなければ管理栄養士たちの労務負担は増して疲弊し、職場環境が悪化することにつながりかねません。こうした環境悪化を瀬戸際で食い止めながら、アウトカムの推移の理由や現場環境を熟知してもらうために、事務長にカンファレンスへの同席を求めるなどの行動を起こし、少しずつ理解を得ながら、管理栄養士の増員を図ってきました。

　具体的な管理栄養士の人件費に対する収支は**図表2-7**に示すとお

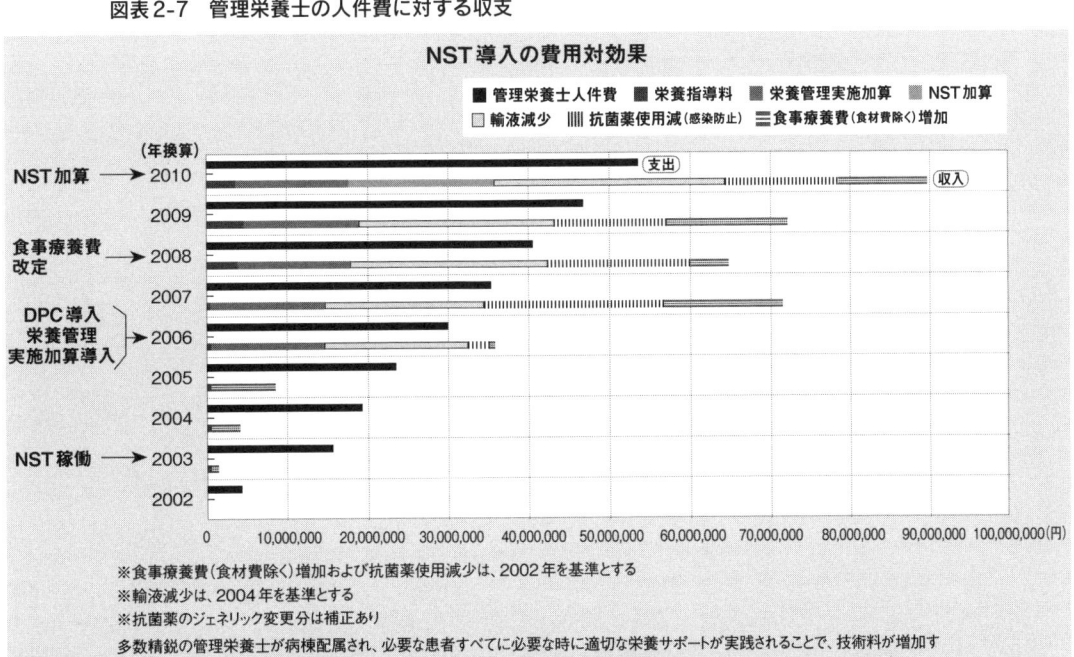

図表2-7　管理栄養士の人件費に対する収支

※食事療養費（食材費除く）増加および抗菌薬使用減少は、2002年を基準とする
※輸液減少は、2004年を基準とする
※抗菌薬のジェネリック変更分は補正あり
多数精鋭の管理栄養士が病棟配属され、必要な患者すべてに必要な時に適切な栄養サポートが実践されることで、技術料が増加するとともに、病院全体の医療が変化（輸液、抗菌薬減少、食事の増加）し、黒字転換している

りです。近森病院の食事サービスは完全に業務委託をしており、委託費を除いた食事差益においても管理栄養士の人件費は、2005年まで赤字でした。しかし、2006年に栄養管理実施加算が新設され、さらにDPC対象病院となったことで収支が黒字に転換しました。その後、徐々に管理栄養士を増員し、2010年度は15名となっています。当初考えていた13名よりも多い人数ですが、戦力となるまでに教育期間が必要な新人が含まれることを考慮すると、決して大きいマンパワーとは言えません。また、チーム医療の場合、比較的年齢が近く、若い専門職が中心であり、同じステージで活動するため、結婚退職や産休、育児休暇などが増加し、どうしてもプラスαの人員が必要となります。これらの増員のメリットと落とし穴については、次のセクションで解説します。

　大切なことは栄養部門のみの収支で評価しないことです。適切な栄養サポートによって変動する因子を考慮して示すことも、事務長への交渉術として考えられます。ただし、増員によって必ず「業務が拡大」しますので、1人あたりの仕事量は、むしろ増加することを覚悟しておかなければなりません。

§7 管理栄養士増員の目的と落とし穴

1 目的は「患者さんが幸せになること」

　入院期間は、患者さんにとって苦痛で不安な日々の連続です。唯一の楽しみが食事であることも多く、対応するスタッフの笑顔に救われる患者さんも多いのではないでしょうか。管理栄養士が病棟配置されていれば、患者さんの要望に対して迅速かつ適切に対応できます。単に栄養補助食品で不足するエネルギー量を補うだけでなく、退院後の食生活を考慮した食事が提供されなければなりません。それによって再入院率を低下させることができるからです。

　管理栄養士増員の目的は、「患者さんが幸せになること」。輸液使用量の減少、絶食率の低下、適切な内容の食事の提供、合併症の低下を図って「安く早く治す」ことに直結させ、患者さんのQOLを向上させることです。そのためには、病棟内に管理栄養士が常駐することは不可欠です。

　また、医師が治療に専念できる環境を整えることで、効率性が高まるだけでなく、本来の業務に集中できることから専門職としてのやりがいも高まり、医療全体の質が向上します。たとえば医師がどんなにレベルの高い治療を行なっても、適切な栄養管理がなされなければ、免疫能が低下して合併症のリスクが高まり、十分な効果を得ることができません。管理栄養士は随時、医師に診療計画の方向性を確認し、栄養アセスメントおよび栄養管理計画のプレゼンテーションを臨床経過に応じて繰り返し、そのつど、栄養管理計画を見直していきます。何度も繰り返すことで栄養管理の標準化が図られ、病態に応じた質の高い栄養管理が行なわれるようになり、治療効果を高めることにつな

がります。

　これにより、医師は栄養管理を管理栄養士に一任して、治療に専念できます。また、こうした結果を示すことでそのほかの医療スタッフの食事や栄養管理に対する関心も高まります。近森病院では看護師の食事介助が丁寧になるなど、よい方向に業務内容が変化していきました。

2　業務拡大、診療報酬、増員の落とし穴

　図表2-8は厚生労働省にも提示し、NST加算新設時に用いられた資料です。脳梗塞の代表的合併症である肺炎発症率の低下を示しています。管理栄養士を6名から11名に増員した2006年からの2年間で、肺炎発症率は3.9％から0.6％に低下しました。さらに、入院日数が30日以上の症例や総医療費が150万円を超過した重症症例の減少が目立っています。これは管理栄養士の増員によって「結果を出せる」ことを示しています。

図表2-8　脳梗塞における肺炎発症率と入院日数・総医療費の推移

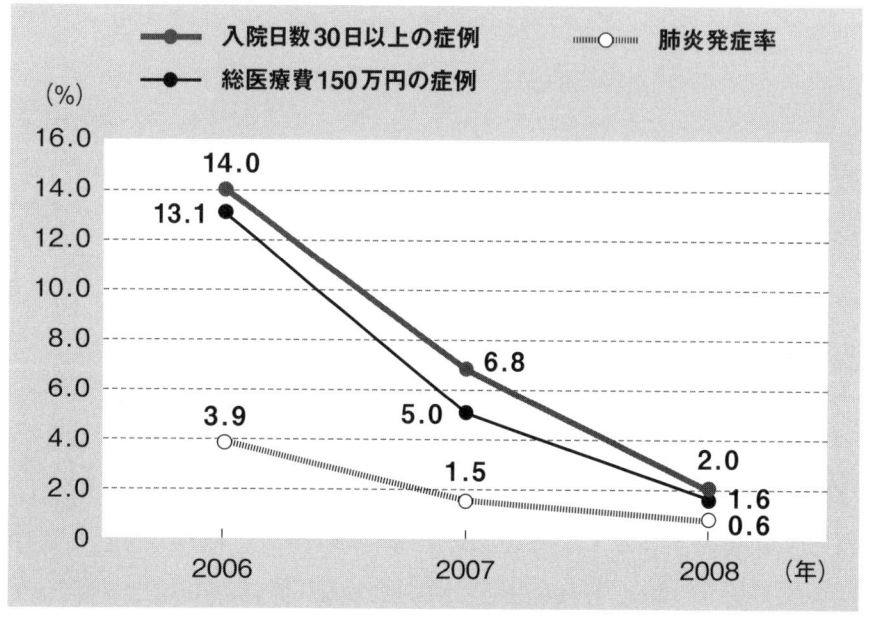

こうした成果が認められることで、管理栄養士に対する期待や要求が増加し、増員に比例して業務が拡大していきます。そのため、1人あたりの仕事量が増加することを認識しておかなければなりません。想像以上に多忙になるのです。このとき多忙さに負けて、笑顔や臨床栄養の専門家としての覚悟を忘れてしまっては本末転倒です。

人件費を含めたコスト面でも、診療報酬上のピットフォール（落とし穴）があります。管理栄養士の技術料としては、拡大解釈も含めて食事療養費、栄養指導料、栄養管理実施加算、NST加算があります。栄養管理の標準化で輸液と抗菌薬の使用量が減少し、経済的なメリットに結びつくのはDPC算定病院です。逆に、従来の出来高算定を行なう病院では、検査や薬剤の使用量が多いほど利益となり、合併症の減少によって経営が厳しくなる場合があります。「患者さんにとってよいこと」という基本に立ち返った場合、医療費の減少に貢献できたとしても出来高算定の病院では減収になるという、理屈に合わないことがあります。

一方で管理栄養士が必要だからといって、臨床栄養の経験知をもった指導者が不在のまま急激な増員を図ると、生産性が向上せず、人件費の高騰や栄養管理に関する誤解を招くことが考えられます。多数精鋭の管理栄養士を育成する教育体制をつくることが大切です。

患者さんがいて病院が成り立ち、私たちの仕事が生まれます。患者さんに満足いただくことが管理栄養士の責務です。そのためにも、患者さんや家族に説明できないことはしてはならないでしょう。たとえばコストを優先するあまり、患者さんの咀嚼機能に合わない食形態を提供し、病態に合わない濃厚流動食品や飲みにくい栄養補助食品を提供することについて、患者さんに納得していただける説明ができるでしょうか。患者さんが納得し、笑顔で食べていただけてこそ、質の高い栄養管理が可能となります。

栄養学的リスクをもつ患者さんは高齢であることが多く、超高齢社会では、入院を契機とした廃用症候群による寝たきりを抑制する医療が求められます。これらサルコペニア（骨格筋・筋肉減少）に罹患し

やすい高齢者の増加により、一般病院の多くは、早期の根本治療と合併症を予防する栄養管理やリハビリテーションなくして病院経営が成り立たない時代に突入します。そのため、栄養の専門家である管理栄養士の役割が期待されているのです。

Chapter 3

絶食患者ゼロをめざすための
静脈栄養管理の基礎知識

§1 経口摂取へ早くつなげるために

　絶食という言葉の解釈は、「口から食物を食べないこと」です。「誤嚥性肺炎のため、しばらく絶食としてPEGからの栄養投与だけにしましょう」などと使われることが多く、絶飲食という言葉との使い分けもあります。

　本チャプターにおける「絶食患者ゼロをめざす」目的は、本来ヒトがもつ腸管機能を維持・改善させて疾患栄養治療を促進させることをさします。腸管を用いる栄養投与ルートは、より生理的な栄養代謝環境が整い、消化管ホルモンや免疫力の機能が改善し、また薬効を促進することが知られています。慣習的に静脈栄養に偏りがちな環境から脱却することに意義があり、DPC診療においても食事療養費は出来高項目として残り、絶食患者ゼロ（経腸栄養など腸管を用いることを含む）の意義が強調されると考えられます。静脈栄養のみに頼った場合でも、最終的には経腸栄養へ、そして経口摂取へ早くつながるアプローチを行なう環境にすることが、私たち管理栄養士に求められています。

　そこで管理栄養士は栄養の専門家として、非経口栄養法の学際的知識をもつことは当然であり、非経口栄養法を行なうことについて患者・家族、チームスタッフと早期からコンセンサスをとり、同じ目標に向けて一緒に歩むことで、信頼に根差した医療を提供することができます。

　静脈栄養法の次に経腸栄養法がくるのか、経口摂取がくるのか、その選択には一貫した答えはありません。ただし、非経口栄養法は経口摂取が何らかの原因によりできない場合に限られます。口から食べることこそ最良の栄養療法であり、栄養管理の目標にすべきことには変わりありません。経口摂取は、栄養代謝学をはじめQOL向上の面か

らも望ましいことと考えられ、その効果が明らかにされつつあります。アプローチの仕方は多様ですが、ここでは静脈栄養法の基礎的な概念について述べます。

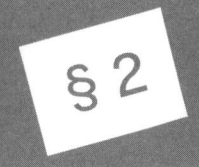

§2 非経口栄養法の習得は絶食患者ゼロへの近道

　非経口栄養は静脈栄養（Parenteral Nutrition：PN）と経腸栄養（Enteral Nutrition：EN）に大別されます。適応となるのは、経口摂取によって必要栄養量の確保が困難で、栄養障害に陥っているか、陥るリスクの高い患者です。

　投与ルートを決めるにあたり、まずは腸管を使用できるか否かを判断します。判断基準としては、ASPENのdecision treeが参考にできます（**図表3-1**）。腸管を長期間使用しないと腸絨毛や腸管関連リンパ組織（Gut-assosiated lymphoid tissue：GULT）が萎縮し、腸管内細菌が血液中に移行するバクテリアル・トランスロケーション（Bacterial translocation）が起こり、また、免疫能の低下から易感染状態となることが報告されていますが、ヒトでのエビデンスはいまだ確立していません。いずれにしても、非経口栄養法では腸管が使用できれば経腸栄養を第一選択とし、不可能な場合または不十分な場合は静脈栄養によって必要栄養量の充足をめざすことが基本方針となります。

　静脈栄養は、食べられない患者を救うには必須ですが、腸管が使用できる場合は、生理的腸管機能によって治癒が早まる可能性があるということは揺るがない事実であることが次々に証明されてきました。腸管未使用の時間が長いほど、腸絨毛は萎縮し吸収機能は廃用を起こします。静脈栄養を行なっている間においても、腸管が使えない臓器と決めつけてはいけません。

　絶食患者ゼロをめざすためは、早期から少量の栄養でも腸管に入れて腸管機能を改善させ、また消化器症状がなければ少量であっても栄養量を漸増し、腸管が使える機会を逃さないように考えていくことが、経口摂取への移行を早めるポイントです。

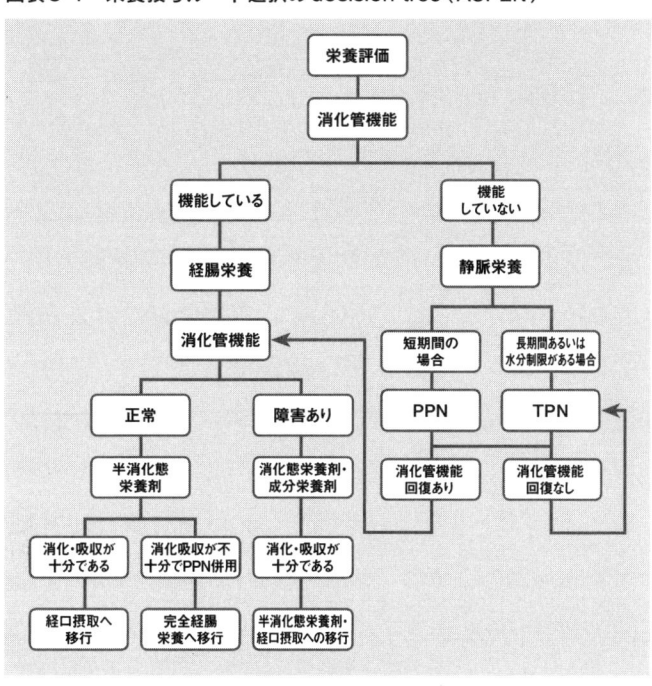

図表3-1 栄養投与ルート選択のdecision tree（ASPEN）

Guidelines for the Use of Parenteral and Enteral Nutrition in Adult and Pediatric Patients / ASPEN Board of Directors and The Clinical Guidelines Task Forceより日本語改変

§3 静脈栄養の適応と特徴

　静脈栄養は四肢の末梢静脈より投与する末梢静脈栄養（Peripheral parenteral nutrition：以下、PPN）と、上大静脈に留置されたカテーテルから高濃度のブドウ糖液を含む輸液を投与する中心静脈栄養（Total parenteral nutriotion：以下、TPN）に分類されます。

　PPNは末梢の細い血管から投与するため、高濃度の糖液は投与できず、投与エネルギーに限界（最大1,200kcal/日程度）があります。主な目的は水分および電解質の補給であり、経口摂取が不可能と想定される期間が短期間（おおむね2週間以内）の場合の栄養補給になります。

　一方、TPNは1967年にDudrickらにより開発された方法で、鎖骨下静脈や内頸静脈からカテーテルを挿入し、カテーテル先端を上大静脈に先端を留置して、高濃度の糖液を含む輸液を投与する方法です。これのみで生命を長期間維持することが可能です。適応のガイドラインを**図表3-2**に示します。

　TPN基本液（いわゆるメイン）として用いられるのは、主要な電解質（Na、K、Cl、Mgなど）とZnを配合した高濃度糖液で、加えてアミノ酸輸液、脂肪乳剤、ビタミン製剤、微量元素製剤を用います。近年はアミノ酸輸液、ビタミン製剤などを一体型にしたキット製品が普及しており、リスクマネジメントの面で有用です。

　投与開始時は、高血糖を予防するため糖濃度の低いものから開始し、濃度を漸増していきます。多量のブドウ糖を代謝するためにはビタミンB_1が不可欠であり、必ずビタミン製剤を併用するか、ビタミン製剤を含むキット製品を使用しなければなりません。

　また、TPNが長期間にわたる場合は、必須脂肪酸欠乏症を呈する可能性があるので、脂肪乳剤を併用します。この際、高トリグリセリ

図表3-2　高カロリー輸液施行のガイドライン（成人）

1. 日常治療の一部として行う場合
   1）消化管からの栄養素吸収能がない場合
      - 小腸広範囲切除患者
      - 小腸疾患（強皮症、全身性エリテマトーデス、スプルー、慢性特発性仮性腸閉塞症、クローン病、多発性小腸瘻、小腸潰瘍）
      - 放射線腸炎
      - 重症下痢
      - 重症嘔吐
   2）大量化学療法、放射線療法、骨髄移植
   3）中〜重症急性膵炎
   4）消化器機能の障害を目前に控えている高度栄養障害患者
   5）消化管が5〜7日間以上機能しないと思われる高度異化期患者（敗血症、拡大手術、50％以上の熱傷、多臓器不全、重症炎症性腸疾患）
2. 通常有用と期待できる場合
   1）大手術（大腸全摘、食道癌手術、膵頭十二指腸切除、骨盤内臓全摘、腹部大動脈瘤など）
   2）中等度侵襲（中等度の外傷、30〜50％の熱傷、中等度膵炎）
   3）消化管瘻
   4）炎症性腸疾患
   5）妊娠悪阻
   6）集中治療を必要とする中等度栄養障害患者
   7）5〜7日間に十分な経腸栄養を行なうことが不可能な患者
   8）炎症による腸閉塞
   9）集中的化学療法を受けている患者
3. 十分な価値が認められない場合
   1）消化管を10日以内に使用可能で軽度の侵襲や外傷を受けた栄養状態良好な患者
   2）7〜10日以内に消化管が使用できるかもしれない手術および侵襲直後の患者
   3）治療不能な状態にある患者
4. 施行すべきでない場合
   1）十分な消化吸収能をもった患者
   2）高カロリー輸液が5日以内に留まる場合
   3）患者あるいは法的保護者が強力な栄養療法を希望していない場合
   4）強力な栄養療法を行っても予後が保証されない場合
   5）高カロリー輸液の危険性が効果を上回る場合

出典：ASPEN board of directors、1986

ド血症を予防するため、0.1〜0.15g/体重kg/時の速度で投与する必要があります。

　以上のポイントを踏まえ、随時モニタリングを行なって、病態に応じた処方変更と評価を繰り返し、腸管使用または経口摂取へ向けて、次のステップを模索していきます。

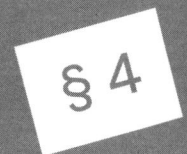

Chapter 3 絶食患者ゼロをめざすための静脈栄養管理の基礎知識

§4 事例1：潰瘍性大腸炎に対する完全静脈栄養施行

症例

TPN施行例

〈患者データ〉

59歳、男性

疾病：潰瘍性大腸炎

家族構成：母、妻と3人暮らし

身体状況（身体状況の特性）：血便（水様）12回/日、腹部圧痛なし

身長 140 cm、体重 39.6 kg、BMI 20.2 kg/m²

総たんぱく質8.3 g/dl、Alb 3.3 g/dl、HbA1c 未測定

既往歴：膀胱がん、高血圧、慢性膀胱炎

検査値（単位省略。疾病に関連する値を中心に）：

WBC＝11000、CRP＝17.8、PLT＝80.2、GOT＝33 GPT＝77、BUN＝14.8、Cre＝0.8、Alb＝2.5

処方：ミヤBM® 3T3× ペンタサ®（250）6T3×

背景（発症経緯や生活状況など）：

高血圧・脂質異常症にて近医かかりつけ。4/8より水様血便10回以上続き当院外来受診。大腸内視鏡検査の結果、直腸、S状結腸に潰瘍が多発しており、著明な腸管浮腫によりS状結腸より口側の観察はできなかった。潰瘍性大腸炎の診断で入院。絶食、抗菌薬加療のうえメサラジン（ペンタサ®）が開始となった。

〈各職種の役割〉

医師：潰瘍性大腸炎に対する標準的治療法（内服や血液浄化療法など）と栄養療法を決定し、その治療の内容と方向性を患者・

家族・スタッフに情報提供する。

看護師：中心静脈カテーテルの刺入部や投与ルートの衛生管理を徹底し、カテーテル感染のリスクを低減する。バイタルチェック、便回数や便性状をチェックするほか、治療に関する心理的な不安を配慮する。

管理栄養士：栄養アセスメントを実施し、主治医と連携して腸管使用の可否を検討し、漫然と静脈栄養で長くなることに注意する。経腸栄養または経口摂取移行時の食事内容を検討していく。さらに退院に向けた栄養指導計画を行なう。

薬剤師：静脈栄養の処方設計をし、リスクマネジメントの観点から安全な投与方法、投与速度、配合変化などの情報提供をする。ほかに内服薬の服薬指導など。

〈栄養管理計画の視点と目標〉

1. 潰瘍性大腸炎では、下痢・発熱により異化亢進が進み、大腸粘膜からの出血や蛋白質漏出によって貧血や低蛋白質血症をきたす。
2. 重症や劇症例ではTPNを施行し、一時的絶食として腸管の安静を図る。
3. 腹痛、下痢、下血が治癒してきたら、徐々に経口摂取を開始する。開始当初は脂質、乳製品を避ける。同じ炎症性腸疾患でもクローン病とは異なり、はじめから成分栄養剤を用いる適応とはならない。
4. 活動期の栄養必要量は35～45kcal/体重kg、タンパク質1.5～2.0g/体重kg、脂質はエネルギーの10～30％が目安となる。

管理栄養士は、栄養治療として効果的な静脈栄養を行ない、栄養状態の維持・向上を図ることが重要です。そのために静脈栄養をはじめ非経口栄養の知識を熟知しておく必要があります。また、静脈栄養の

みに頼らなければならない疾患があります。治療上の経過における投与ルートとして、可能なかぎり早く腸管を用いた経腸栄養や経口摂取へ移行させることは生理的なメリットがあり、漠然と静脈栄養を行なうことが問題であることを考慮して経過観察することが大切です。

投与ルートの選択にあたっては、疾患に着目するだけでなく、患者・家族の希望を熟慮した判断が必要となり、そのうえで多職種によるカンファレンスをすることが必要です。

図表3-3　(参考)静脈栄養時の電解質、ビタミン、ミネラル推奨量

項目	推奨量	項目	推奨量
Na	1～2mEq/kg	ビオチン	100mg
K	1～2mEq/kg	ビタミンC	100mg
Cl	酸塩基平衡の維持に必要な量	ビタミンA	1000mg
Acetate	酸塩基平衡の維持に必要な量	ビタミンD	5μg
Ca	10～15mEq	ビタミンE	12μg
Mg	8～20mEq	ビタミンK	1mg
Phosphorus	20～40mmol	クロム	10～15μg
チアミン	3mg	銅	0.3～0.5mg
リボフラビン	3.6mg	鉄	日常的には補給しない
ナイアシン	40μg	マンガン	60～100μg
葉酸	400μg	モリブデン	日常的には補給しない
パントテン酸	15mg	セレン	20～60μg
ビタミンB6	4mg	亜鉛	2.5～5mg
ビタミンB12	5μg		

出典：米国静脈経腸栄養学会

§5 事例2：5年間続けた静脈栄養から、経腸栄養への移行

1 経腸栄養法提案の経緯とはじめの一歩

　Aさん（78歳、男性）は、脳梗塞後遺症および廃用症候群にて入院加療していました。栄養管理は中心静脈栄養法（以下、TPN）で、年に2、3回のカテーテル関連敗血症（以下、CRS）と褥瘡を繰り返す経過。また、毎日のように患者さんの奥様がお見舞いにきていました。スタッフとはコミュニケーションに一切応じない患者さんでしたが、奥様がベッドサイドで話しかけるとうなずきます。ある日、CRSで加療中に奥様より突然、このカテーテルを用いないで栄養を入れることはできないのか、と質問されました。聞くと、テレビ番組でミキサー食を注入している介護現場を見たというのです。そして、数年間の病院通いの日々を涙を流しながら話されました。心労が募る奥様から発せられた重い「ことば」が、担当となって間もない筆者の心に強く響きました。

　Aさんは5年間もの長期間にわたる絶食のため、腸管絨毛は萎縮し、栄養素の吸収不良となっていることが考えられます。長期絶食によって腸管バリア機構は破綻し、バクテリアが腸管内部に侵入するバクテリアル・トランスロケーションを惹起する場合があります。腸管は免疫装置であり、この腸管を用いることで、生理的免疫力の賦活およびバクテリアル・トランスロケーションの予防が期待できます。また、静脈栄養よりも腸管を用いたほうが褥瘡も早期に治癒する報告が散見されます。

　今回Aさんは、前施設からTPNが施行されていました。しかし消化管の疾病はなく、投与ルート選択のアルゴリズムにより、生理的な

図表3-4　経腸栄養投与プラン

	PN（静脈栄養）	EN（経腸栄養）	合計エネルギー水分量等
現行	ビーフリード(500mL)×1 トリフリード(500mL)×2	NPO	630kcal 15g protein 1500mL
Step1 (/)	ビーフリード(500mL)×1 トリフリード(500mL)×1	〈24時間持続投与〉 エンテミール50g＋水500mL ※21mL/hr	620kcal 22g protein 1500mL
Step2 (/)	ビーフリード(500mL)×1 トリフリード(500mL)×1	〈24時間持続投与〉 エンテミール100g＋水500mL ※22mL/hr	820kcal 30g protein 1500mL
Step3 (/)	ビーフリード(500mL)×1	〈24時間持続投与〉 エンテミール200g＋水1000mL ※45mL/hr	1010kcal 45g protein 1500mL
Step4 (/)	トリフリード(500mL)×1	〈24時間持続投与〉 エンテミール300g＋水1050mL ※50mL/hr	1400kcal 45g protein 1500mL
Step5 (/)		以後は、臨床経過に応じて再提示いたします	

経腸栄養管理への移行が理想となります。以上により、カテーテルを抜去してほしいという奥様の強い願いも鑑み、主治医へ相談することにしました。そこで実際の経腸栄養投与プラン（**図表3-4**）を作成し、主治医と具体的に話ができるように準備して挑みました。

管理栄養士：先生、患者Aさんのことですが、担当になりましたのでよろしくお願いします。Aさんの消化管は使わないほうがよいのでしょうか？
主治医：消化管に病変はなく使えるだろうけど、TPNで落ち着いているからね。
管理栄養士：年に数回CRSになるようなので、より生理的な経腸栄養への移行はいかがかと思いまして……。
主治医：経腸栄養管理は、私も経験が少ないし、これでよいよ。
管理栄養士：奥様のご希望があるようで、経腸栄養という選択肢をご説明したいと思いました。長期絶食した腸管であっても、スムーズに腸管リハビリができるように、消化された栄養剤を用いたプラン（**図

表3-4を見せながら）を立てました。これで可能だと思いますが、どうでしょうか。
主治医：（プランを見て）ん……。まぁ、今のままの管理で！
管理栄養士：そうですかぁ……。

2 あきらめずに主治医を説得、見えてきた希望

　同じ医療人であれば、患者さんに対する思いは一緒であり、患者さんや家族が希望し、かつ生理的にもよりよい管理であるのだから、すんなりと経腸栄養へ変更できると思っていました。しかし、「今のままの管理で！」という主治医の予想外の言葉に驚き、「そうですかぁ……」としか言えませんでした。初対面の医師であり、その性格に合った話し方ができなかったにせよ、理解に苦しみました。TPNが悪いと言い切らないように努め、主治医の考えを尊重しながら、そこで奥様が希望する経腸栄養が生理的にもよりよいということを、できるだけ丁寧かつ肯定的に話したつもりでした。なぜ、主治医がそのように考えるのかと悩み、仲間に相談しました。

　「人が行動を起こす3つの要素、『やりたいという気持ち』『やるべきだという決意』『やれるという自信』、君はこれをそろえて主治医との話し合いに臨んだのに立ち止まってしまったね。しかし、君はその患者さんを経腸栄養管理にすることが必ずできると私は断言できる。私も君の志に共鳴できるのだから」という仲間の言葉に背中を押され、再度、主治医と話し合う決意をしました。言うべきことを諦めてしまっては、医療人としての魂が消えてしまうと思ったのです。

管理栄養士：お忙しいところ本当にすみません。再度Aさんの件で、やはり私は奥様のお気持ちを尊重すると、TPNを離脱して経腸栄養管理とするほうが、患者さんも奥様も幸せとの思いに至り、先生のご意見をお聞きしにきました。

主治医：患者さんは幸せかな？　経鼻胃管チューブで、唾液の垂れ込みによる肺炎もあるだろうし、下痢や嘔吐も考えられる。しかも自己抜去の可能性もあるし、見た目がよくないから奥さんも悲しむと思うけどね。

管理栄養士：先生、ずっと経鼻胃管ではなく、消化管を用いることが確認できれば、最終的にPEGがベターではないでしょうか。それにいまは、下痢も嘔吐もある程度は栄養素材でコントロールできます。

主治医：君はどうしてそこまでして、経腸栄養にしたいの？

管理栄養士：それは奥様の希望ですし、私の身内であってもそうしたいと思うのです。PEG管理でCRSなどのリスクが消え、治療効果が高まると思います。

主治医：PEGは経鼻胃管に比べ見た目も悪くないし、下痢や嘔吐がコントロールできるならよいかもしれないけど……。

管理栄養士：褥瘡に関しても腸管使用のほうが治りが早いと報告されています。

主治医：えっ、それを先に教えてほしかったよ。

管理栄養士：Aさんの奥様は、PEGを望んでおられますし、私も全力で栄養サポートしたいと思っています。

主治医：そうかぁ……。君の情熱には恐れ入るよ。やってみよう！

管理栄養士：はい！　全力で頑張ります。

3　説得の末に築いた信頼関係

　経腸栄養を始めたことで、Aさんの表情に活気が戻り、スタッフともコミュニケーションをとるようになりました。リハビリにも積極的になり、繰り返していた褥瘡も完治し、皮膚の状態もよくなりました。その後、この主治医とは強力な仲間関係を築くことができ、筆者のよき理解者となっていただき、後に組織したNSTなどの各種チーム医療体制の構築に尽力していただきました。

この症例では、2度にわたって経腸栄養管理への移行を提案しましたが、1度目の会話では、経腸栄養のメリットを丁寧に説明することから逃げてしまっています。管理栄養士は初めからTPNよりも経腸栄養法が生理的でメリットが高いという見方ですが、主治医が同意見とはかぎりません。主治医の考え方に配慮した方向で話す必要があります。

　結果的に2回目の会話で熱意が伝わり、経腸栄養の開始となりました。大切なのは結果です。患者さんや家族、そして主治医が、「経腸栄養はよいものだ」という認識に至れば強い信頼関係が構築でき、プレゼンの成功と言えるでしょう。

§6 事例3：ICU担当の若手管理栄養士のプレゼンテーション

1 管理栄養士業務のパラダイムシフト

　経口摂取量の確保が困難で難渋していた患者さんが、管理栄養士による連日のベッドサイドでのかかわりによって、徐々に、あるいは突然として摂取量が増し、栄養状態がよくなることがあります。係わるメディカルスタッフも、栄養管理がもたらす驚愕するような事例を目の当たりにして栄養管理への関心が高まり、管理栄養士の病棟配置が絶対に必要であるという環境が醸成されていきます。管理栄養士の臨床活動が活発化することによって、他職種からの認識も「食事の献立を立てて調理・配膳する職種」から「栄養評価をして処方設計をする職種」へと変化していくものです。

　最初は経口摂取の内容調整が管理栄養士の主たる業務であっても、必然的に非経口栄養療法にかかわっていくことが望まれ、その業務が増し、それに対応できる知識と技術をOJT（On the Job Training）で徐々に身につけ、スキルアップしている管理栄養士が多くなってきています。まさに管理栄養士業務におけるパラダイムシフトが起きており、医療現場のイノベーションが始まっているのです。

　そのような環境で働く2年目の若手管理栄養士Bが遭遇した事例を紹介します。

2 主治医からの相談

　若手管理栄養士Bは、朝から担当病棟のICUで栄養評価をしている

と、突然、主治医から相談を受けました。

主治医：あっ管理栄養士さん、お願いがあります。いま、よいですか？
管理栄養士B：はい。
主治医：この5 POD（Post Operative Day）の患者さんのことです。S状結腸穿孔と広範囲大腸壊死で大腸全摘後、尿量が乏しくHD（Hemo-Dialysis）を1日おきに施行しています。腸蠕動音もなく経鼻胃管からの排液が多く、しばらくTPN管理にせざるを得ないと考えているけど、水分量を多く入れられないし……。いま1,000kcal程度しか入っていないので、栄養量が足りないよね？
管理栄養士B：ちょうど栄養投与量が少ないと思い、相談したいと思っていました。
主治医：アルブミンが2.0g/dlを下回っているし、尿量がゼロでHDもしているので、水分量1,500mlでプランを立ててくれないかな。必要エネルギーは任せるけど、たんぱく質30 g、ナトリウム100 mEq/L、カリウム20mEq/L程度の輸液プランを推薦してほしい。
管理栄養士B：わかりました。1,600kcalは必要と考えているので、輸液プランを上司に相談して、提示させていただきます。
主治医：これからオペに入るから、3時間後までにお願いします。
管理栄養士B：はい、ありがとうございます。

3 薬剤師とともに考えることがポイント

　管理栄養士Bは、この後すぐに筆者へ相談にきて、**図表3-5**のようなレジメンを一緒に考えました。もちろん薬剤師による監査も依頼した後、主治医に提案しました。管理栄養士Bは、初めて相談されたTPNレジメンの作成だったので、OJTの一環として筆者と一緒に考えていきました。最初に指示された水分量で、自分が必要と考えたエネルギーと、指示されたたんぱく質量、ナトリウム量、カリウム量に

図表3-5　TPNのレジメン

・糖加電解質液：ハイカリックRF（500ml）＋
　　　　　　　　20％糖液（500ml）
・アミノ酸：アミパレン（300ml）
・脂肪乳剤：イントラリピッド10％（100ml）
・電解質：Na（2.5A）、KCL（1A）
・総合ビタミン：ビタジェクト
・微量元素：メドレニック

エネルギー1630kcal、たんぱく質30.0g、ナトリウム98.1mEq、カリウム20.0mEq

調整していくのです。電解質の調整に関しては、栄養価計算で慣れたg（グラム）ではなくmEq（メック）という単位を用いて考えていきます。主治医の指示量が「なぜその量なのか？」という疑問も含め、病態と血液検査値から見た補正量に関しても一緒に検討します。栄養輸液以外に、同じあるいは別のルートから薬剤が使用されている場合など、注意すべき点は薬剤師とともに考えていく必要があります。レクチャーも含めながらなので1時間程度かかりましたが、このように一緒に取り組まなければ主治医に対して適切なプレゼンができませんし、誤解を与えるプレゼンになってしまう可能性もあります。

管理栄養士B：カルテにプランを提示しておきましたので、ご確認ください！

主治医：あっ、それがね、自分でも考えてみて、とりあえずフルカリック3号液と別ルートでビーフリードを行なうことにするよ。

管理栄養士B：先生、それだと水分が多く、栄養量が足りず、電解質も少なくないでしょうか？

主治医：まぁ、ちょっとこれで。

管理栄養士B：そうですか。わかりました……。

4　日々の業務がスキルアップのチャンス

その後、管理栄養士Bは眼に涙を浮かべながら、「時間をかけて教

えてもらったのに、主治医に採用されず、申し訳ありません……」と、筆者のもとにきました。その瞬間、筆者が過去に同じ経験をしたときの感情が蘇りました。泣きたい気持ちは痛いほどわかります。しかし、泣く理由はないのです。TPNレジメンも電解質管理も、勉強をするよい機会であり、次からは自ら考えて即時にプレゼンできるようになったのですから。彼女には、主治医にまた一回り成長する機会をいただいたと考えるように言いました。大切なことは、一緒に考えたプロセスであったわけです。しかし、その2日後、栄養処方が推薦したTPNレジメンのとおりに変わったのです。

主治医：さらにアルブミンは下がり、電解質も入れたいので、推薦レジメンを行ないます。
管理栄養士Ｂ：内容の確認は……大丈夫でしょうか？
主治医：実はやったことのないレジメンだったので専門の先生にうかがったら、OKと言われてね。急いでレジメンの作成をしてもらったのに、ごめんなさい。
管理栄養士Ｂ：いえ、私も勉強するよい機会になりました。お役に立てて何よりです。
主治医：今度、栄養に関して一緒に勉強させてください。

5 栄養管理のプロとして、他職種と向き合える人材に

　こうして一層、主治医との絆が強くなりました。このように書くと、管理栄養士Ｂがとても優秀な人材のように思われるかもしれませんが、実は少し違います。筆者は、入職1年目はさまざまな疾病における標準的な臨床経過を中心に教育し、その後はプレゼン力のトレーニングを行なうようにしているのです。その基本は、「自分は医療人であり、病棟に常駐すべきであると認識すること」「すべてのメディカルスタッフと同等の舞台に立ち、人として対等にコミュニケートでき

ること」です。このような環境のなかでプレゼン力が磨かれていくと考えています。

　管理栄養士Bは、もともとコミュニケーション能力に長けていたわけではありません。ただ、従来の「ピラミッド型の白い巨塔」のような固定観念に惑わされず、栄養管理のプロとして他職種と向き合うことができただけです。だからこそ、ICUという超急性ステージにおいても栄養管理を任せることができたのです。NSTをはじめ病棟単位で標準化された栄養管理の運営環境をつくれば、若くて医療人としても純粋な管理栄養士がプレゼン力を発揮し、医療の質の向上に貢献していくのではないでしょうか。急性期病院における管理栄養士配置数の増加によって、質の高い臨床栄養管理が実践され、医療経済的にも相応の成果が出ると確信しています。今後の医療制度改革が期待されます。

Chapter 4

絶食患者ゼロをめざすための経腸栄養管理の基礎知識

§1 質問には自信に満ちた笑顔で応答する

　非経口栄養療法を中心とした知識と技術を治療に役立たせるためには、医師をはじめメディカルスタッフとコンセンサスをとることがカギです。その際のプレゼンテーションは治療に大きな影響を与えるため、誤解なく正しく迅速に情報提供することが求められます。

　初めは知識や技術力をプレゼンテーションし、それをチームで実践した結果、信頼を得ることができればチームの結束につながります。物事をうまく進める人はプレゼンテーションもうまく、自信に満ちあふれています。そういったプレゼンテーションを目の当たりにすると、疑うことなく信じ、即行動に移すことも多いでしょう。さらに、その行為がよい結果をもたらすことになれば、強い信頼が生まれるのは当然であり、それはヒトの行動療法で証明されています（図表4-1）。

　筆者はかつてある師より、「自信と信頼は売っていない。自ら歩むなかで探すべし」と課題を出されたことがあります。それ以降、自信とは自分の命を自分に預けられるようなエキスパートになることだと思い、論文や参考書、学会などで見識を高める努力をしています。また、信頼を得るためには経験が必要と考え、技術力アップのためのセミナーやその道のエキスパートのもとに通い、学んできました。そし

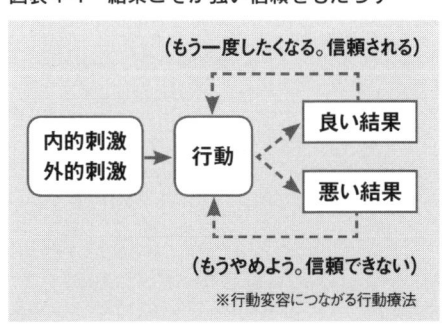

図表4-1　結果こそが強い信頼をもたらす

※行動変容につながる行動療法

てそれを、臨床現場の多職種で実践してきました。このような経験を経たからこそ、筆者のつたないプレゼンテーションが受け入れてもらえるようになったのだと思います。

　決して栄養に理解のある医師ばかりではありません。教科書では正しいことが、疾病や治療過程、患者家族の生活背景などを鑑みると、主治医として正しくないと判断せざるを得ないこともあります。まずは治療の重責を担う主治医が方針を決めるまでの「想い」を鑑み、提言することが医療人として、そして人としての基本です。プレゼンテーションで他者の行動変容をもたらすことは難しいと思います。しかし、そのファーストステップである質問に対して、自信に満ちた笑顔で返答するためのポイントを知ることはそう難しくはありません。本チャプターでは、このポイントについて解説していきます。

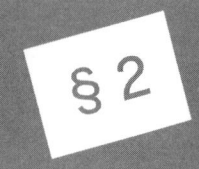

§2 管理栄養士の武器である経腸栄養の歴史

1 超高齢社会に必須の非経口栄養療法

　筆者のもとには「非経口栄養療法はとっつきにくいが、何となくうまくやっている」という意見が寄せられます。しかし、本当に適切な栄養サポートができているのでしょうか。以前、療養病床に入院した1万人以上を対象とした研究での入院時血液検査結果を見たところ、血清アルブミン値3.5g/dl以下が約半数、血中尿素窒素（BUN）上昇が約30％存在していました。詳細はわかりませんが、BUN上昇は脱水だけの原因ではなく、その1つに高蛋白質含有の濃厚流動食の関与が考えられました。高齢者ではADLの低下によって骨格筋量が減少してクレアチニン（Cre）値は低値となりますが、これは体内の窒素プールの減少を示します。そのような状況下で高蛋白質を投与するとBUNが上昇します。Cre値は基準値あるいはそれ以下となっていることが多く、脱水との鑑別が難しくなります。

　日本は未曾有の超高齢社会の津波を受け、非経口栄養療法を受ける患者が増加していくと予測されます。また非経口栄養管理、特に経腸栄養療法は、長足の進歩でそのアップデートが加速しています。そのなかで管理栄養士は、非経口栄養管理を処方計画する主軸になって、経口摂取への移行を視野に入れた栄養管理を進めていくべきだと考えます。これらの知識を少しでも同業種に知ってもらい、同業種の力で、日本の非経口栄養療法が飛躍することを祈りながら歩んでいます。管理栄養士にとって不可欠な武器である、栄養剤の適切な選択ができるようになるためにも、まず経腸栄養の歴史について述べます。

2　経腸栄養の歴史

　経腸栄養法は、19世紀にはすでに、それなりの効果を上げていたようです。消化管における各栄養素の消化・吸収の研究が進み、蛋白質の吸収ではアミノ酸レベルまで分解されていることが示されたのは、わずか約100年前の1900年代初め頃でした。その後、必須アミノ酸の研究が進み、米国Randall一派によってED（Elemental Diet：成分栄養剤）が腸管大量切除、炎症性腸疾患、消化管外瘻、膵炎などさまざまな難治性疾患で効果があると報告されました。

　一方、日本では経腸栄養の進歩は停滞し、EDが発売されたのは1981年でした。停滞の要因の1つとして、1970年代後半から高カロリー輸液が普及し、多くの重症疾患の予後を一変させ、新たな展開が起きていました。ちょうどその頃、抗菌薬の開発、全身麻酔の進歩、拡大手術による大きな侵襲、また呼吸・循環器系の管理の飛躍により、結果として十分な経口摂取ができない消耗した重症患者が増加し、非経口的な栄養投与の方法が待たれていたことも重なっていました。現在の高カロリー輸液のように糖液と電解質などがキット化された製品が発売され、広く普及したのです。その後、高カロリー輸液投与に起因した合併症が続々と報告され、適切な栄養アセスメントに基づいた栄養管理の見直しが行なわれていきました。静脈栄養より経腸栄養が優越である研究結果が増し、またEDとしてエレンタール®（味の素製薬株式会社）が発売されて以降、急速に普及しました。その後の研究によって、アミノ酸よりもペプチドのほうが腸管からの吸収がよいことがわかり、消化態栄養剤であるエンテルード®（テルモ株式会社、現在のエンテミール®）が発売されたのが1989年。わずか約25年前のことです。成分栄養剤や消化態栄養剤が発売され約30年が経過したいま、高齢者の急増を背景として、その必要性が見直されています。

§3 経腸栄養ルートの考え方

1 栄養投与ルートの選択における留意点

　患者さんを目の前にして、合併症を起こさない栄養投与ルートの選択ができる能力は、エキスパートへの第1のステップです。投与に用いるデバイスやポンプなどの医療器材も、合併症対策として重要な役割を担います。

　重要なのは、その患者さんや家族の幸せのためのゴール(ニーズ)が何なのか——これを多職種の主観や経験、そしてガイドラインを鑑みて議論(プレゼン)することです。ガイドラインは"Recommendation"であり、絶対的な"Must"ではありません。老老介護の時代、自分とその患者さんや家族の生きる価値観が違うように、価値観は大きく変わってきています。ガイドラインどおりの医療では、患者さんや家族が不幸になることがありますので、医療人のエゴの追求にならないよう注意しなければなりません。さらに質の高いプレゼンのためには絶対条件として適切な知識も必要です。

　非経口栄養療法のエキスパートになるためには、偏りのないジェネラリストとしての考え方が大切であり、その点を考慮しながら、投与ルートの選択を考えていきましょう。

2 3つの栄養投与ルートの特徴

　栄養投与ルートは、経口ルート・経腸ルート・経静脈ルートの3つに大別されます。栄養療法の実践にあたって、適切な栄養評価に基づ

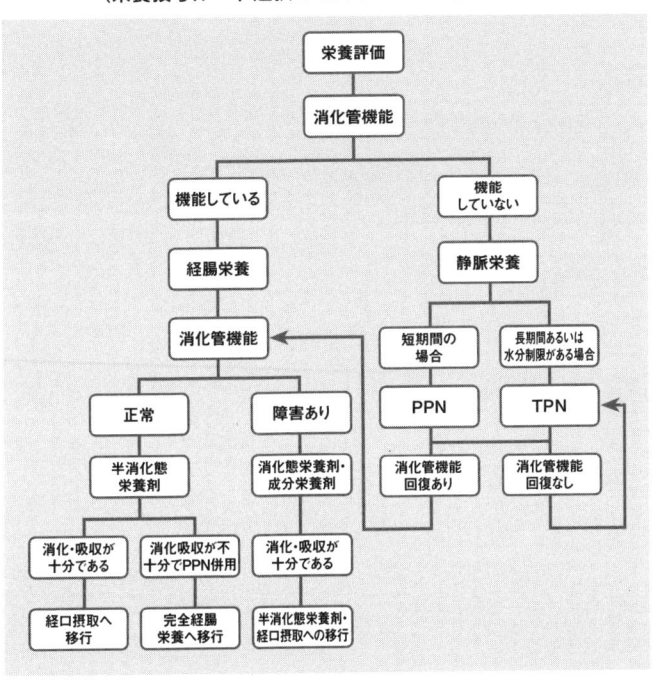

図表4-2 栄養投与ルート選択のアルゴリズム
　　　　（栄養投与ルート選択のdecision tree〔ASPEN〕）

Guidelines for the Use of Parenteral and Enteral Nutrition in Adult and Pediatric Patients / ASPEN Board of Directors and The Clinical Guidelines Task Forceより日本語改変

いて栄養投与法を決定し、次に栄養投与ルートを検討する必要があります。積極的（強制的）栄養管理が必要と判断された場合、経腸ルートまたは経静脈ルートのいずれか、または併用管理を選択することになります（**図表4-2**）。これらの選択にはまず、消化管機能と、強制栄養が必要な期間を評価しますが、それに加えて、患者さんの栄養状態や年齢、手術歴の有無なども考慮すべき内容であり、適切な栄養評価をしたうえで栄養投与ルートを決定していきます。栄養投与ルートは、特に急性期の臨床現場では単一ではなく、2種類以上の栄養投与ルートを組み合わせた栄養療法が必要となります。定期的な栄養評価を行ない、可能なかぎり生理的な栄養投与ルートへ変更していくことが大切です。

1　経口ルート

　もっとも生理的な栄養投与ルートであり、一番に考慮されるルートです。しかし、消化管機能が障害されている場合や重篤な摂食・嚥下機能障害がある場合は選択できません。また、認知症や疼痛、術後せん妄、薬剤の影響などで食欲不振となり栄養要求量に満たない場合は、ほかのルートを併用し栄養量の確保を考慮する必要があります。食事形態の調整、義歯の調整、疼痛コントロールや薬剤の調整などで食事摂取量が回復する場合があり、患者の多角的な栄養評価を行なったうえでルートの変更・併用などを検討していきます。

2　経腸ルート

　経腸ルートは何らかの理由により、経口から十分な栄養摂取が困難である場合に選択されます。経腸栄養法が禁忌である病態として、①腸管の完全閉塞、②吸収障害の強い場合、③消化管出血、④消化管ろう、⑤重症膵炎、⑥下痢の激しい場合、⑦ショック、が挙げられています。
　これら以外の病態においては経腸栄養法が適応になりますが、病態によっては経静脈栄養法との併用管理が必要となります。経腸ルートは、経鼻胃チューブ（NGT）、経鼻空腸チューブ（NJT）などの経鼻ルートと、PEG、腸ろうに分類されます。
　これらの選択は、消化管の構造や機能、経腸栄養を実施する予定期間、誤嚥のリスクなどを考慮して行ないます。経鼻ルートは、チューブ先端を胃・十二指腸・空腸へ留置することが可能であり、もっとも頻用されています。経鼻ルートは合併症が少なく、チューブの挿入が容易で安価でもあり、ガイドライン上では短期間（4週間未満）の経腸栄養を実施する場合に用いられます。PEG・腸ろうは4週間以上の経腸栄養管理が予測される場合、または経鼻チューブ挿入が困難な場

合などに用いられます。

3 経鼻ルート

　乳幼児を対象とした3〜8 Fr、成人を対象とした5〜16 Frのものがあります。一般的に成分栄養剤は5 Fr、半消化態栄養剤は8 Fr以上の太さが必要とされます。あまり太いチューブだと、チューブを伝った唾液誤嚥や鼻・咽頭部などに損傷を及ぼすことがあり、可能なかぎり細いチューブが望ましいでしょう。また素材も重要であり、安価なポリ塩化ビニル製よりも、ポリウレタン製やシリコン製のほうが柔らかいため、鼻・咽頭部などへの負担が軽減されます。チューブの太さは外径表記となっており、同じ外径でも素材によって内径が異なるため、流速や閉塞への影響も生じてきます。たとえば素材がポリウレタン製のニュートリフローフィーディングチューブ（COVIDIEN製）は、同外径（同Fr）の他素材のチューブよりも内径が大きいため、閉塞が起きにくいことが特長です。さらにチューブ先端に錘（おもり）がついており、消化管運動で肛門側に向かいやすく設計されています。

　チューブ先端の留置部位が、胃幽門部より口側（胃内）にあるのか、もしくは肛門側（十二指腸・空腸）にあるのかによって栄養管理の考え方が変わってきます。胃内留置は、胃の十分な運動が保たれており、胃食道逆流のリスクが低い場合に選択されます。胃内容量および運動機能により、間歇的な経腸栄養投与が可能となります。幽門部よりも肛門側への留置を選択する基準は、胃運動障害がある場合（軽症胃アトニー）や上部消化管の病理学的・生理学的異常（がんによる狭窄、ろう孔形成など）を認める場合、胃食道逆流のリスクが高い場合とされています。胃内留置とは異なり、胃内貯留がないため、逆流が少ない一方で、速度依存的に腸管内に栄養が投与されるため、浸透圧性下痢に注意します。また、経鼻チューブが抜けないような固定法では、エレファントノーズ法（**図表4-3**）が代表的です。不穏が強い場合には、患者家族や看護師と話し合い、自己抜去しないよう、安全確保のため

図表4-3 エレファントノーズ法

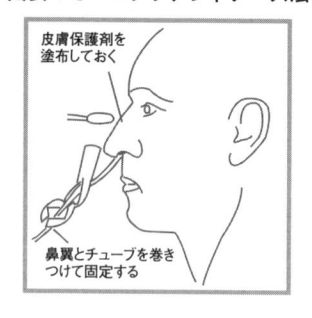

の行動抑制をする場合があります。これについては、看護師と管理栄養士の間で激しい議論になった経験があります。看護師は患者さんの一番そばで、安楽な治療環境の整備を考えています。しかし、それは栄養のエキスパートも同じであり、コミュニケーションや栄養管理のプレゼン不足による認識違いの歪みが原因となって議論となったのです。以下に、その事例を示します。

> **事例**
>
> 　患者さんは不穏行動があり、経鼻胃管チューブを自己抜去できないようミトンを装着していました。24時間持続投与で管理しなければならず、行動抑制が不穏の原因と思われました。消化管を用いる経腸栄養法は、経口摂取の代替であると認識されやすい傾向にあります。しかし、強制栄養である観点からとらえると異なるのです。腸管不全という概念がありますが、侵襲などのさまざまな病態により、消化管蠕動運動は抑制され、消化吸収能が低下します。この場合、食事のように30分程度で摂取（投与）してしまうと、胃食道逆流に起因した肺炎などの新たな合併症を引き起こしやすくなります。もし、経口による自由摂取の場合であれば、食事摂取量は少なくなりがちです。侵襲期における胃蠕動が抑制されている場合、フィーディングチューブの先端が胃内になることで胃食道逆流のリスクが増大します。消化管運動は小腸の蠕動運動から始まり、12〜24

時間後に胃運動、48〜72時間後に大腸運動が始まるとされます。外科手術後に食事を開始する場合、ガスが出てからとされる場合があります。大腸運動によりガスが生じるとすれば、消化管全体で比較的動きがあると仮定できるので、理にかなった方法です。しかし、経腸栄養法の場合は、チューブ先端を小腸内に留置できる利点から、また消化された濃厚流動食（栄養剤）が市販されているため、より早期から消化管を使用できます。特にエンテミール®R（テルモ株式会社）では、**図表4-4**に示すとおり障害消化管でも吸収が良好であり、より早期の栄養管理が可能になります。ただし、栄養剤を小腸に投与する場合は、胃内貯留や胃排出調節機構が作動しない状態でダイレクトに腸管内に栄養剤が投与されるので、投与速度が速いほど下痢を起こします。また、吸収不良による下痢を認めた場合、低速投与により解決されることが少なくありません。侵襲期の胃内投与では、極めて少量投与であっても逆流（嘔吐）しやすいため、さらに低速投与にせざるを得ない状況下にあります。投与栄養量を増やすためには当然、持続投与をしなければなりません。消化管機能の回復に伴い、徐々に投与速度を上げて栄養剤投与量を漸増し、輸液投与量は漸減していきながら、次第に完全経腸栄養法に移行します。全身状態の回復とともに、24時間持

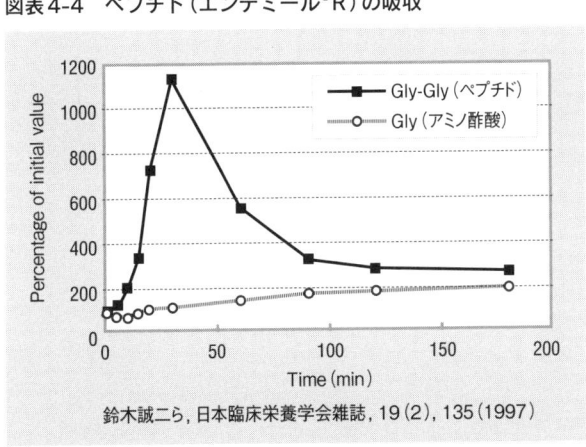

図表4-4　ペプチド（エンテミール®R）の吸収

鈴木誠二ら，日本臨床栄養学会雑誌，19(2)，135(1997)

> 続投与から間歇投与に移行していく管理となるため、一時的に輸液ラインはなくなります。そこで経腸栄養ラインのみになったときに、24時間経腸栄養法がミトン装着の悪の根源とばかりに管理栄養士と看護師の議論となったのでした。

　この事例は、多くの急性期医療施設でも起きる可能性がある問題ではないでしょうか。知識の共有と多職種の知恵をもち合う議論は、最適な医療の提供のためにはムダではありません。

4　経鼻胃管以外のルート

（1）胃ろう

　胃ろうは経鼻チューブ挿入と比較し、鼻・咽頭不快感がないこと、心理・社会的なストレスがないことなどから、長期間の経腸栄養管理が必要な場合に適応となります。チューブ径が太い製品が多く、胃内減圧、pH測定、投薬目的としても使用されています。胃ろう造設術で現在主流となっているのが、経皮内視鏡的胃ろう造設術（Percutaneous Endoscopic Gastrostomy）です。このほかに、開腹または腹腔鏡下で行なう手技もあります。

（2）腸ろう

　何らかの理由で上部消化管からの栄養投与が困難な場合や胃食道逆流のリスクが高い場合に選択されるルートです。そのほかにも早期経腸栄養管理の目的で上部消化管手術（食道全摘術、胃全摘術、膵頭十二指腸切除術など）の際に腸ろうを造設することがあります。

（3）経静脈ルート

　経静脈ルートには、末梢静脈ルートと中心静脈ルートがあります。

末梢静脈ルートから行なう栄養療法を末梢静脈栄養（PPN）、中心静脈に投与を行なうものを中心静脈栄養（TPN）と言います。これらの選択に際しては、主に投与期間、投与栄養量、投与水分量、輸液製剤の浸透圧などを考慮します。適応となるのは、消化管使用が不可能な場合や、消化管使用は可能であるが経口・経腸ルートからの十分な栄養投与が困難な場合で、単独または経口・経腸ルートと併用して用いられます。

①末梢静脈ルート

末梢静脈ルートは輸液療法、薬物療法、栄養療法を行なう投与ルートです。末梢ルートから投与できる静脈栄養剤の浸透圧は700 mOs/ml以下と定義されています。したがって、末梢静脈栄養剤のデキストロース濃度は15％以下となるよう調節されており、アミノ酸製剤、脂肪乳剤を組み合わせても末梢静脈栄養のみで必要エネルギー量を充足させるのは困難です。また投与エネルギーを重視すると投与水分量が多くなるため、水分制限のある患者には注意が必要となります。一般的には、2週間程度までの経静脈栄養法を施行する場合に用いられます。

②中心静脈ルート

中心静脈ルートは、末梢静脈ルートと同様の目的で用いられるほかに、中心静脈圧のモニタリングや緊急透析施行時にも用いられます。中心静脈ルートからの栄養投与は、高浸透圧の栄養輸液製剤を用いることが可能なため、十分なエネルギー量を投与することができます。

5　集中ケア認定看護師からの手紙

ここまで一般的な栄養投与ルートの選択について述べてきました。個々の症例で、年齢、ADL、栄養状態、疾患による侵襲度、既往歴、社会的背景などは異なるため、適切な栄養アセスメントをし、個々の症例に合わせた栄養投与ルートを選択することが必要不可欠です。非経口栄養法は、結果が出やすい領域です。つたないプレゼンでも結果

を出せば、信頼に根差した業務展開の好循環が期待できます。

　さて、先ほど看護師との議論についてふれましたが、ある集中ケア認定看護師[*1]の方よりお手紙をいただき、とても頼もしい内容だったので以下に紹介します。

◆ある集中ケア認定看護師からの手紙（一部抜粋）

> 　恥ずかしい話ですが、集中ケア認定看護師になってから重症患者における栄養管理の大切さを知りました。とくに腸管を使うことで治療成績が向上することから、静脈栄養が行なわれていても、できるだけ早期から経腸栄養を行なうことを心がけるようになりました。しかし重症患者の腸管は、腸グル音が微弱で、必要な栄養を投与しようとすると、嘔吐や下痢に悩まされます。そのため必然的に24時間持続投与を行なう症例が増え、その必要性を実感しています。
> 　私たち集中ケア認定看護師は、集中治療室のみならず看護師全体に対して正しい知識の啓発普及を担う立場にあります。栄養士の先生のご迷惑にならないような看護師教育をしていきたいと思います。

3　リスクよりもベネフィットが上回る投与ルートの選択を

　近年、本邦の栄養管理は飛躍し、静脈栄養と経腸栄養が適切に行なわれるように変化してきましたが、いまだ静脈栄養に依存した患者がいます（経腸栄養を望まないと意思表示した患者を除く）。こうした場合、適切な管理に向けて、静脈栄養と経腸栄養におけるクリニカル・アウトカムを示すことは有効です。一例として米国静脈経腸栄養学会のガイドライン（**図表4-5**）に示された、静脈栄養と経腸栄養の感染性合併症発生率では、6つのメタアナリシスにおいて経腸栄養のほうがその抑制に有効と示されています。このほか、2013年には日本静脈経腸栄養学会においてもガイドラインが発表されており、これらを提示したうえで、チームや主治医と協議をし、リスクよりもベネフィット（有益性）が上回る投与ルートを選択することが大切です。時代の変遷によって、腸管を早期から使用することによる効果が明確に示されています。

[*1] 集中ケア認定看護師：一定の実務経験後に約半年間のスクールに通い、公益社団法人日本看護協会の認定看護師認定審査（試験）に合格した、集中ケア看護領域のエキスパート。日本には1,000人弱の集中ケア認定看護師がいる。認定看護師は、看護現場において実践・指導・相談の3つの役割を果たし、適切な知識を広め、医療の質の向上につながるよう育成される。そのため栄養分野の知識も豊富で、集中ケア領域で働く管理栄養士の頼もしいパートナーとして注目されるべき存在である。

図表4-5　ASPEN/SCCMガイドライン（PN vs EN：感染性合併症発生率）

以下の6つのメタアナリシスにおいて、ENで感染性合併症発生率が有意に減少と報告

①Early enteral feeding, compared with parenteral, reduces postoperative septic complications: the results of a meta-analysis. Moore FA, et al. Ann Surg. Vol. 216(2), 172-183, 1992
8試験を解析（p<0.05）　感染性合併症抑制に有効！

②Enteral compared with parenteral nutrition: a meta-analysis. Braunschweig CL, et. al. Am J Clin Nutr. Vol. 74, 534-542, 2001
15試験を解析（p値記載なし）

③Canadian Critical Care Clinical Practice Guideline Committee. Canadian clinical practice guidelines for nutrition support in mechanically ventilated, critically ill adult patients. Heyland DK, et al. JPEN J Parenter Enteral Nutr. Vol. 27, 355-373, 2003
6試験を解析（p=0.003）

④Does enteral nutrition compared to parenteral nutrition result in better outcomes in critically ill adult patients? A systematic review of the literature. Gramlich L, et al. Nutrition. Vol. 20, 843-848, 2004
6試験を解析（p=0.004）

⑤Parenteral vs. enteral nutrition in the criti-cally ill patient: a meta-analysis of trials using the intention to treat principle. Simpson F and Doig GS. Intensive Care Med. Vol. 31, 12-23, 2005
6試験を解析（p=0.02）

⑥A metaanalysis of treatment outcomes of early enteral versus early parenteral nutrition in hospitalized patients. Peter JV, et al. J. Crit Care Med. Vol. 33, 213-220, 2005
24試験を解析（p=0.001）

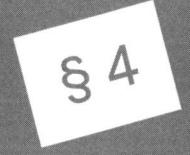

§4 栄養療法は体液管理から

1 inとoutのバランスが大切

　栄養療法は、体液管理なしにその有効性を示すことはできません。まず投与可能かどうか、または必要な水分量を考えます。腎不全や心不全、溢水状態では、水分負荷ができる許容量があり、逆にそれ以外の場合では、少し多くの水分が投与されたとしても尿量が増し、代償されます。そのため、重症であるほどinとoutのバランスを確認し、in量が妥当かどうかの判断をします。入院直後でも、心不全や腎不全、溢水状態などを評価してin量を決定する目安として**図表4-6**に示す方法があります。

　高齢心不全患者における腸管浮腫で、下痢を認める症例では15〜25ml/kgの体液管理で奏功した経験があります。利尿剤の反応が乏しく、胸水による呼吸不全を伴った症例でした。経腸栄養の中断も考慮されますが、まずは消化態栄養剤を用いることで下痢が軽減されるかどうか確認することが大切です。下痢が長引くほど、栄養状態が悪化すると認識しなければなりません。下痢による水分・電解質の喪失量が多い場合は、喪失分を適切に補う必要があります。

図表4-6　水分量の目安

① 1500mL/㎡
② 1500mL+[(体重kg-20kg)×20mL]
③ 30〜40mL/kg(平均体位の成人)
④ 30〜40mL/kg：年齢16〜54歳
　 30mL/kg：年齢55〜64歳
　 25mL/kg：年齢65歳以上
⑤ RDA：1mL/kcal
⑥ 1mL/kcal+100mL/窒素g

2 電解質の調整も忘れずに

　下痢や嘔吐では、水分とともに電解質が失われ、脱水を引き起こします。下痢便や胃液、胆汁は電解質としていずれもNa+を多く含んでいます(**図表4-7**)。

　たとえば、数日前から下痢を起こしている患者に水をたくさん飲むように指示するだけでは、適切とは言えません。下痢による脱水とは腸液(電解質)を喪失しているのであり、水だけを補充すると低張性脱水を惹起するからです。下痢や嘔吐による脱水の場合には、喪失した量に相当する電解質の投与が必要になります。たとえば低カリウム血症を引き起こしてしまうと、腸管蠕動は抑制されるため、嘔吐など胃食道逆流を引き起こし誤嚥性肺炎などのリスクのほうが高くなります。

　水分投与量や電解質の調整は輸液処方の考えと同様に、経腸栄養管理でも行なうことができます。そのため栄養剤の電解質濃度をはじめ、果汁など、どの種類の栄養材でどれだけの量の電解質が補給可能かなどを提言することで、主治医との信頼関係の構築につながります。結果を出すための経腸栄養管理として必須なノウハウです。

図表4-7　体液中に含まれる電解質

	分泌量(mL/日)	電解質(mEq/L) Na+	K+	Cl−	HCO$_3^{-2}$
唾液	1500	9	25	10	10〜15
胃液	2500	60	9	85	0〜14
膵液	700	140	5	100	40
胆汁	500	145	5	100	40
小腸液	3000	110	5	100	31
下痢便	500〜8000	50〜100	20〜40	40〜80	—

※小野寺時夫編集：輸液・栄養リファレンスブック(メディカルトリビューン).2003

§5 高ナトリウム血症と低ナトリウム血症

1 ナトリウムとカリウムの均衡

　栄養管理の根幹は、水・電解質量の評価と言っても過言ではありません。電解質は、細胞外液にはナトリウム (Na) が、細胞内液にはカリウム (K) が多く分布して均衡を保っています。何らかの病態によって、この値が変動すれば、それに見合った補給量を検討しなければなりません。

　たとえばKが血中で増加すると不整脈が生じ、生命が脅かされます。主に腎不全では、K排泄障害や酸塩基平衡の異常などにより血中レベルが高くなるため、K制限をすることを考えます。外傷や術後の状態などによっても、細胞内Kが細胞外液に移動し、同じようにK制限をしなければならない場合があります。逆に補給不足などにより低K血症が生じると、消化管運動は抑制され、食欲不振や嘔吐などの原因となります。

　一方、Naは、何らかの病態により細胞外液に占める水分の割合が少なくなれば、体内のNa量に変化がなくとも高Na血症を呈し、逆に水分の割合が多くなれば低Na血症を呈します。通常、低Na血症であれば血漿浸透圧は低くなるはずですが、時に正常または高値を示す場合があります。低Na血症の診方は複雑であり、塩分の補給を考える前に、見かけ上の低Na血症を除外することが大切です。

2　見かけ上の低ナトリウム血症

1　分類

初めに、実測した血漿浸透圧により、下記の①～③に分類します。血漿浸透圧は、通常ではNa、血糖値、尿素窒素（BUN）から計算できますが、真の血漿浸透圧と異なる場合があります（**図表4-8**）。

原則、見かけ上の低Na血症に対してNa補給は行ないません。ポイントは、以下の3つの分類から①と②を除外し、③の場合、尿浸透圧が100mOsm/kg以下となる水中毒を除外して真の低Na血症を鑑別することです。

①高浸透圧性低Na血症

グリセオール®やマンニトール®などを投与している場合、細胞内液から細胞外液への水の移動が起こり、低Na血症となります。高度な尿毒症や高血糖の場合も同様です。

②等浸透圧性低Na血症

高度な脂質異常症や血清蛋白質（グロブリンなど）の増加によって

図表4-8　グリセオール®投与時の血漿浸透圧の計算値と実測値の違い

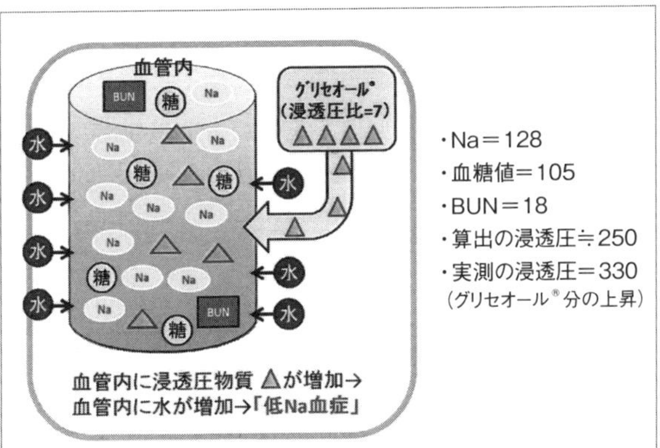
血管内
BUN
糖
Na
グリセオール®
（浸透圧比=7）
水
血管内に浸透圧物質△が増加→
血管内に水が増加→「低Na血症」
・Na＝128
・血糖値＝105
・BUN＝18
・算出の浸透圧≒250
・実測の浸透圧＝330
（グリセオール®分の上昇）

【血漿浸透圧の計算式】
1.86×血清Na＋（血糖値/18）＋（BUN/2.8）
基準値：285±5（mOsm/kg H_2O）

起こります。これを「偽性低Na血症」と呼び、浸透圧は基準域となります。イオン選択電極法によるNa濃度測定では基準域を示し、Na補給が不要と鑑別できます。

③低浸透圧性低Na血症

　低浸透圧性低Na血症は真の低Na血症ですが、必ずしもNa欠乏のみによるものではなく、水過剰によって相対的に希釈され、細胞外液量が増加（体液が増加）している場合があります。細胞外液量の増加は腎不全や心不全、肝硬変などが考えられます。細胞外液量が正常な場合はSIADH（抗利尿ホルモン不適合分泌症候群）などが考えられるので、水制限を行ないます。一方、細胞外液量が減少していることが疑われたら、適宜Naを補給するのが原則です。細胞外液量の減少を示唆する所見は、頻脈、脈圧の低下、ツルゴールの低下、皮膚（腋下）の乾燥、さらに浮腫や胸水など3rd spaceの評価、尿検査などから判断します。

2　治療

　低Na血症のNa補給は、臨床症状とその低Na血症が、急性あるいは慢性的な低下であるのかによって変わります。

①急性の低Na血症

　急速に発症する低ナトリウム血症ほど重度であり、症状は血漿浸透圧が240mOsm/kg H$_2$O未満に低下すると現れやすくなります。痙攣などの中枢神経症状が出現した急性の場合は、3％生理食塩水など高張液を用いて迅速にNaの補正を行ないます。急速なNa補正は浸透圧性脱水症候群を起こす危険があるため、最初は1〜2時間ごとに厳密な血清Na濃度のモニタリングをしながら投与速度を調整します。

②慢性の低Na血症

　高齢者など食欲不振に伴う脱水や嘔吐などにより細胞外液量の低下があり、生理的ADHの分泌が促進されているところに、低張液による輸液を行なった場合に発症します。症状が軽微な慢性低Na血症が

多く、生理食塩水を投与して有効循環血液量を維持します。有効循環血液量が補充されるとADH分泌も抑制され血清Na値の改善が期待できます。臨床現場で厄介なのは浮腫性疾患に伴う慢性の低Na血症において、Na制限と利尿薬の投与が行なわれている場合です。この両者は低Na血症を助長する一方で、止めれば浮腫が増強するように相反します。この場合、水制限から開始し、浮腫の状態をみながら利尿薬投与量やNa制限を緩和する方向で検討することが勧められています。血清Na濃度が125mEq/l前後であっても症状がなく、また、それ以上の低下がなければ、急速な是正は不要と考えられています。

3 見かけ上の高ナトリウム血症

　高Na血症は**図表4-9**のように、Na過剰、水喪失、両者の喪失（Na喪失＜水喪失）の3つに分類されます。水喪失、両者の喪失（Na喪失＜水喪失）では、体内Na量は実質的に正常または減少していますが、これを「見かけ上の高Na血症」と表現することは少なく、治療として水・電解質喪失に対する補液（脱水の改善）を行ないます。臨床的にはこの脱水に起因した高Na血症が多いと言われています。

　一方、体内総Na量が増加するNa過剰は、原発性アルドステロン症やCushing症候群、重曹の過剰投与などで起こります。仮にNaを

図表4-9　高Na血症の分類

Naと水	総Na	病態	尿Na	治療
Ⅰ 両者の喪失 （Na喪失＜水喪失）	低下	腎からの喪失 　マニトール・高血糖 腎以外からのNa喪失 　下痢・発汗	20mEq/l以上 10mEq/l以下	低張Na液
Ⅱ 水喪失	正常	腎からの水喪失 　尿崩症 水摂取の低下 口渇低下 腎以外からの水喪失 　不感蒸泄増加（発熱）	不定	糖液 低張Na液
Ⅲ Na過剰	増加	Na排泄の減少 　原発性アルドステロン症 　Cushing症候群 Na過剰投与 　高張NaHCO₃液投与	20mEq/l以上	利尿薬 血液透析

過剰摂取しても、多くの場合は口渇により飲水が促され、浮腫をきたし、高Na血症にはなりません。

　水・電解質の評価は栄養管理の根幹であり、どんな栄養量よりも先に評価すべき領域です。主治医の信頼の下で栄養療法を開始するためにも、また開始してからの経過で電解質異常が生じた場合でも、主治医とディスカッションするなかで必要となる最低限の内容を挙げました。このほかにも、PやMg、Caなど各々の病態で特徴的な電解質異常と栄養学的対処法を少しでも多く知っておくと、主治医とのつながりが強くなるはずです。

§6 経腸栄養の早期開始と投与計画

1 経腸栄養の開始時期

クリティカルケアにおいて、受傷後あるいは入室後にどれくらい早期に経腸栄養を開始すればよいのでしょうか。

2009年、Gordonらは重症患者における無作為試験のメタアナリシスを報告しています（**図表4-10**）。ICU入室後あるいは受傷後24時間以内の経腸栄養とStandard careの比較をしており、24時間以内の早期経腸栄養群において死亡率および肺炎発症率が有意に抑制されたと報告されています。

本邦では、2010年に急性呼吸不全における人工呼吸器患者の栄養管理ガイドラインにおいて、経腸栄養の開始時期は「適切な呼吸管理

図表4-10　重症患者におけるRCTsのMeta-analysis（2009年）

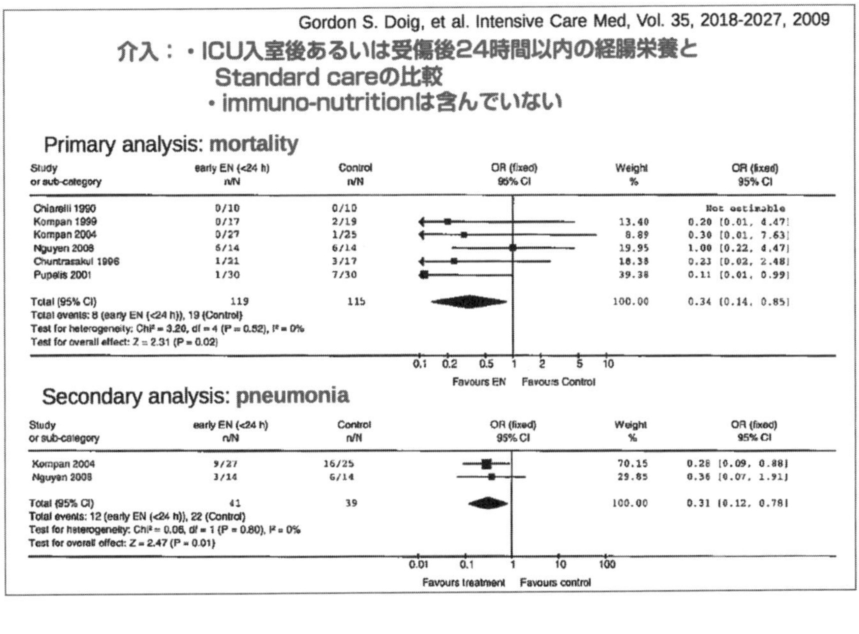

が実施され循環状態が安定している症例では、入室時もしくは侵襲後24〜48時間以内の早期に経腸栄養を少量から開始することを考慮すべきである（Grade C）」と記され、開始時の腸管機能の評価として、「腸蠕動音、排便排ガスの確認が取れなくても経腸栄養を開始することを考慮すべきである（Grede B）」とされています。さらに「循環状態が不安定な症例（ショック状態、高容量カテコラミン投与時や、輸液・輸血にて循環補助を必要としている）では、経腸栄養は循環状態の安定が得られるまで開始を留保することを推奨する（Grade E）」と記載されています。日本版敗血症診療ガイドラインにおいても、「可能なかぎり入室後24時間以内に開始すべきである（1B）」「循環作動薬が使用されていることは早期経腸栄養の禁忌とはならないが、血行動態の不安定な患者では慎重に開始する。（1C）」と記されています。

2　文献における考証

　これらの参考文献を見ると、経腸栄養はかぎりなく早期から開始することによって、アウトカムが得られやすいことが示唆されています。特に腸管インテグリティの維持向上は、生体の生理的免疫機能の面から特に重要と述べられており、たとえ少量でも投与できるのであれば、投与するべきであると思います。

　有力文献の1つであるThe EDEN Randomized Trial（JAMA 2012）を紹介します。

　44の集中治療室で行なわれた無作為化比較試験であり、急性肺障害で人工呼吸器を装着し、48時間以内に経腸栄養を開始した1,000症例での比較検討です。Full feeding群は早期にターゲットされた栄養量を投与し、Trophic feeding群では、約7日かけてターゲットされた栄養量まで漸増し、28病日まで調査しています。結果は**図表4-11**に示すとおり、生存率や退院日数、呼吸器の離脱日数、死亡率、呼吸器関連肺炎、クロストリジウム・ディフィシル関連下痢症、菌血

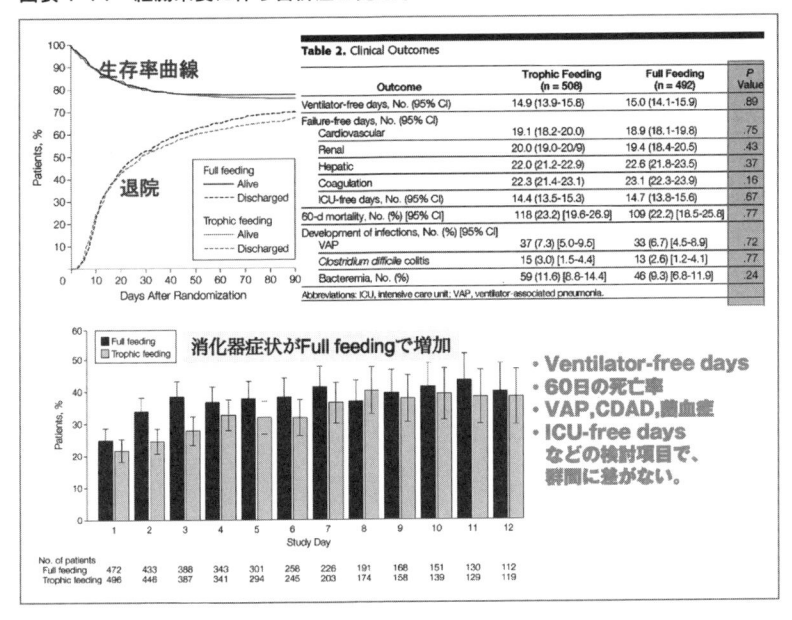

図表4-11 経腸栄養に伴う合併症の発生率

症などでは有意差を認めませんでした。しかし、消化器症状の発現率がFull feeding群で高いことが示された結果です。日本版敗血症診療ガイドラインでは、「最初から全必要カロリー量を投与することは推奨しない（1B）」と記されています。これらより、経腸栄養に伴う合併症を抑制するためには、少しずつ漸増した投与がよいことが推察されます。

3 世界の静脈経腸栄養学会ガイドライン

日本静脈経腸栄養学会（JSPEN）、米（ASPEN/SCCM）、欧州静脈経腸栄養学会（ESPEN）のガイドラインでは、早期（概ね24〜48時間以内）に開始し、少しずつ漸増して目標栄養量をめざすことが推奨されています（**図表4-12**）。経腸栄養を開始するためのプレゼンに際して、文献を用いることで一目瞭然となり、理解しやすい環境を整えることが大切です。適切な栄養サポートは、必ずアウトカムをもたらし、それが信頼関係を構築する一因になることは、先人達が証明して

図表4-12　各静脈経腸栄養学会のガイドライン

ガイドライン先	ENの開始時期は？	推奨範囲
JSPEN 2013	重症病態に対する治療開始後48時間以内にENを開始し、5〜7日間で目標投与エネルギーに到達することをめざす(AⅡ)。目標投与エネルギーに到達できない場合でも、投与量を減量し、可能な限りENを継続する(BⅡ)	A〜C Ⅰ〜Ⅲ
ASPEN/SCCM 2009	ICU入室後、24〜48時間で開始する(C) その後48〜72時間かけて目標投与量へ移行する(E) 1週間以内に目標量の50〜65％以上を達成することは臨床的に有益となる(C)	A〜E
ESPEN 2006	24時間以内に開始する(C)	A〜C

います。患者さんを幸せにするためには、ほかの医療人に対して、わかりやすいプレゼンが要求されますので、これらの資料が一助となるでしょう。

4　不足する栄養量への対応

　さて、ここまで、経腸栄養管理の投与計画として、必要とされる栄養量を初日から投与するよりも、数日かけて段階的に漸増した手法のほうが消化器症状を中心とした合併症発生の抑制に効果的である報告を解説してきました。では、栄養剤の漸増過程において不足する栄養量はどうすればよいのでしょうか。

　単に経静脈的に栄養補給することは、投与時期によっては治療の奏功を妨げる可能性があるのです。

　ガイドラインにおける補助的静脈栄養（SPN：Supplimental Parenteral Nutrition）に関する項目を見ると、日本静脈経腸栄養学会（JSPEN）と欧州静脈経腸栄養学会（ESPEN）ではSPNを推奨しているのに対し、米国静脈経腸栄養学会/救急医療学会（ASPEN/SCCM）では1週間以降にSPNを開始し、目標栄養量の80％を目標にすると記されています（図表4-13）。これを見るかぎりではJSPENとESPENに対し、ASPEN/SCCMでは早期SPNを推奨しておらず、

図表4-13 各国学会のSPNについてのガイドラインの比較

ガイドライン先	SPNについて	推奨範囲
JSPEN 2013	ENで必要量を投与できない場合にはPNを併用する(BⅢ)	A～C Ⅰ～Ⅲ
ASPEN/SCCM 2009	ENが不可能な場合に1週間以降に開始、目標栄養量の80%を目標にする(C)	A～E
ESPEN 2006	ENが不可能な場合に、48時間以内の早期PNを開始(C)	A～C

図表4-14 早期SPN開始群と遅延SPN開始群の比較

Table 2. Outcome*

Variable	Late-Initiation Group (N=2328)	Early-Initiation Group (N=2312)	P Value
Safety outcome			
Vital status— no (%)			
Discharged live from ICU within 8 days	1750 (75.2)	1658 (71.7)	0.007
Death：死亡率			
In ICU	141 (6.1)	146 (6.3)	0.76
In Hospital	242 (10.4)	251 (10.9)	0.63
Within 90 days after enrollment	257 (11.2)	255 (11.2)	1.00
Nutrition-related complication— no. (%)	423 (18.2)	432 (18.8)	0.62
Hypoglycemia during intervention—no. (%)：低血糖	81 (3.5)	45 (1.9)	0.001
Primary outcome			
Duration of stay in ICU §：ICU滞在日数			
Median (interquartile range) —days	3 (2-7)	45 (1.9)	0.001
Duration>3 days—no. (%)	1117 (48.0)	1185 (51.3)	0.02
Hazard ratio (95% CI) for time to discharge alive from ICU	1.06 (1.00-1.13)		0.04
Secondary outcome			
New infection—no. (%)：感染症合併率			
Any	531 (22.8)	605 (26.2)	0.008
Airway or lung	381 (16.4)	447 (19.3)	0.009

※. Table 2. Outcomeの一部

不足する栄養量をSPNで補給することを慎重に考える必要があります。

相反した課題に対し、2011年にEPaNIC trialとしてNEJM(the NEW ENGLAND JORNAL of MEDICINE)に報告されました。ESPENガイドラインに示された早期開始群とASPEN/SCCMに示された遅延開始群を比較検討したものです。ベルギーのオープンラベル比較試験の対象はNutritional Risk Screening(以下、NRS)にて3以上で栄養学的リスクが考えられる症例とされ、早期開始群(n=2,312)ではICU入室48時間以内にENに加えてPNを開始し、遅延開始群(n=2,328)ではICU入室後8日目にPNを開始するデザインでの比較結果になります。結果の一部を図表4-14に示したとおり、低血糖の発生頻度は遅延開始群で増加しているものの、ICU滞在日数、感染症

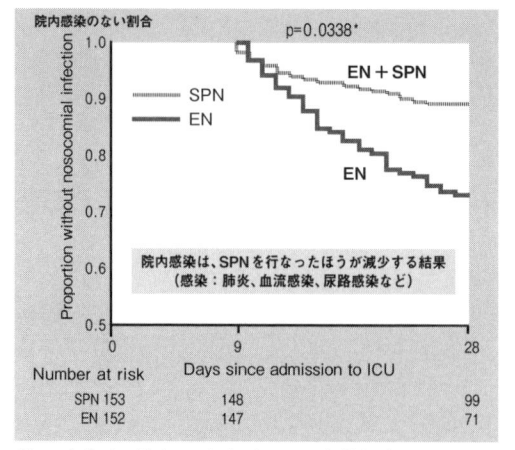

図表4-15　ENとSPNによる院内感染発症率の比較

Figure 4: Kaplan-Meier analysis of nosocomial infections
SPN=supplemental parenteral nutrition. EN=enteral nutrition.
*Statistically significant with Benjamini-Hochberg correction.

合併率は早期開始群で増加しています。なお、死亡率には差を認めていません。この研究ではASPEN/SCCMガイドラインを後押しする結果となっており、早期SPNは1週間控えることが有用と考えられます。研究の対象者が多い一方で、研究デザイン上の問題点も指摘されており、今後の研究成果が待たれます。

　2013年には、Lancetに2施設のオープンラベル無作為比較試験の報告がありました。対象は、ICU入室3日目でENからエネルギー目標量の60％に到達しない、またICUに5日間以上の在室が見込まれ、7日以上生存すると考えられる症例です。対象者の抽出に際しICU入室後、第3病日で間接カロリメトリーによりエネルギー目標量を算出し、また間接カロリメトリーが使えない場合は女性25kcal/kg/日、男性30kcal/kg/日を目標栄養量として設定しています。対象者をEN群とSPN併用群に割りつけした比較検討です。結果、院内感染発症率は**図表4-15**のようにEN群よりもSPN併用群のほうが減少しています。**図表4-16**に示したとおり、抗菌薬の使用期間、人工呼吸器の装着時間の比較において、SPN併用群が有意に少ない結果です。死亡率では有意差を認めておりません。

　両者の報告は相反するものです。先のEPaNIC trialにおける対象

図表4-16　ENとSPNによる抗菌薬使用期間と人工呼吸器装着時間の比較

	SPN (n=153)		EN (n=152)		pvalue	coefficient (95% cI)
	Mean (SD) or n (%)	95% CI	Mean (SD) or n (%)	95% CI		
Follow-up (days 9-28)						
Antibiotic days for nosocomial infections*	3 (6)	2-4	5 (7)	4-6	0.0337	-0.4 (0.8 to -0.0)
Antibiotic days	6 (7)	4-7	8 (8)	7-10	0.0010*	-2.3 (-4.1 to -0.5)
Hours on mechanical ventilation in all patients	60 (111)	43-81	66 (110)	49-85	0.6258	-0.1 (-0.4 to 0.3)
Hours on mechanical ventilation in patients	15 (59)	1-32	29 (61)	14-47	0.0028	-1.3 (-2.1 to -0.4)
Without nosocomial infection						
Duration of study (days 1-28)						
Antibiotic days for nosocomial infections	5 (7)	4-6	6 (7)	5-7	0.0298	-0.3 (-0.6 to -0.0)
Antibiotic days	11 (8)	9-12	13 (9)	11-14	0.0257	-2.2 (-4.2 to -0.3)
Antibiotic-free days	15 (9)	14-17	13 (10)	11-14	0.0126	2.7 (0.6 to 4.8)
Hours on mechanical ventilation in all patients	153 (163)	126-178	166 (160)	138-189	0.2912	-0.1 (-0.3 to 0.1)
Hours on mechanical ventilation in patients	83 (101)	58-105	108 (115)	77-135	0.0747	-0.3 (-0.6 to 0.0)
Without nosocomial infection						
Days in ICU	13 (10)	11-14	13 (11)	12-14	0.2592	-1.3 (-3.5 to 1.0)
Days in hospital	31 (23)	29-38	32 (23)	29-39	0.8781	-0.4 (-5.9 to 5.0)
ICU mortalitys	8 (5%)	3-10	12 (7%)	5-13	0.2118	0.6 (0.2 to 1.6)
General mortalitys	20 (13%)	9-19	28 (18%)	13-25	0.1193	0.6 (0.3 to 1.2)

Linear regression analyses were done for all secondary outcomes (adjusted for Simplified Acute Physiology II (SAPS II) score, hospital, and admission category) except for antibiotic days for nosocomial infections, hours on mechanical ventilation, and mortality. SPN=supplemental parenteral nutrition. EN=enteral nutrition. ICU=intensive-care unit. *Negative binomial regression analysis was adjusted for SAPS II score, hospital, and admission category. Statistically significant with Benjamini-Hochberg correction. Negative binomial regression analysis was adjusted for SAPS II score, hospital, and admission category, and controlled for length of ICU stay. SCox proportional hazard rations, adjusted for SAPS II score, hospital, and admission category.
Table 4: Secondary outcomes during follow-up and throughout duration of study

はNRSにて栄養状態不良症例を抽出していますが、死亡率が低いICU症例（環境）での検討と推察されますし、後述のLancet 2013ではICUに5日間在室する重症例、かつ7日以上生存する可能性のある超重症患者を除いたtrial design（ふるいわけ）であり、両者の対象者や手法が同じではないため、単純に比較することはできません。しかしながら5日間以上の在室が見込まれ、7日以上生存する可能性の高い重症例にはSPNを行なうことがよいという可能性がうかがえます。

　SPNの是非から投与量、栄養素に関していまだ世界的に議論が続いており結論は出ていませんが、2つの文献を参考とし、ICU症例の重症度の程度を鑑みて対応しているのが現状です。そして栄養の専門家である管理栄養士が中心となって本分野の研究を行ない、世界に発信する心構えで日々の仕事を組み立てることが求められています。

Chapter 5

症例から学ぶ
経腸栄養プランニングの実際

§1 症例の概要──84歳、女性、腰背部褥瘡感染・壊死性筋膜炎

　都道府県知事に対する厚生労働省医政局長通知（平成22年4月30日付）によって管理栄養士業務が明文化されてから、筆者のもとには経腸栄養法（以下、EN）に関する問い合わせが増え、ENのプランニングに関する勉強会の依頼も多数寄せられています。そこで、本チャプターでは、1つの症例を基にENのプランニングの実際と濃厚流動食（以下、栄養剤）の種類と選択について考えていきます。

症例

84歳、女性

〈主病名〉
腰背部褥瘡感染、壊死性筋膜炎

〈既往歴〉
狭心症、高血圧症、認知症

〈現病歴〉
グループホーム入所中。腰背部褥瘡で外来フォロー中であった。2日前から発熱が続き、壊死組織下部から悪臭を伴う浸出液を認め、壊死組織を可及的に切除したところ筋膜壊死を認めて入院となる。CT上、ガス壊疽の所見があり、褥瘡感染による壊死性筋膜炎の診断となる。

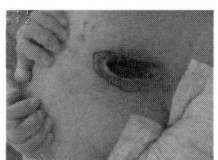

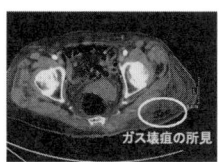

DU-e3s8I9G6N6P0=32点

図表5-1　血液検査結果
（炎症反応は低下傾向。貧血、低K血症、低Alb血症は持続。eGFRは改善傾向）

	入院時	1病日	3病日	6病日
白血球数(/μL)	13600	14600	90000	6400
赤血球数($\times 10^4$)(/μL)	298	281	286	302
Hb (g/dL)	9.5	9.0	9.1	9.3
Htc (%)	29.2	27.6	27.9	28.6
CRP (mg/dL)	23.8	25.6	20.0	8.2
GOT (IU/L)	14	12	20	14
GPT (IU/L)	13	11	18	13
γ-GTP (IU/L)	12	—	—	—
BUN (mg/dL)	19.4	18.7	15.3	11.8
Cre (mg/dL)	0.7	0.7	0.5	0.5
UA (mg/dL)	3.6	3.6	—	—
Na (mEq/L)	139	139	140	142
K (mEq/L)	2.8	2.8	3.0	3.1
Cl (mEq/L)	99	100	103	106
Alb (g/dL)	2.7	2.3	2.3	2.2
Glu (mg/dL)	140	102	90	106
T-cho (mg/dL)	125	—	—	—
eGFR (mL/min./1.73㎡)	59.4	59.4	85.8	85.8

　夜間に形成外科へ入院となり、今後の栄養計画に関して主治医よりコンサルトされました。翌朝、栄養アセスメントを行ない、下記のとおりにカルテに記載し、栄養管理計画としました。**図表5-1**には、参考とした血液検査結果の6病日までの経時変化を記します。

●第1病日の管理栄養士によるカルテ記事より

1. 入院時栄養所見
身長：146.8cm、体重：60.6kg、BMI：28.1kg/m²、%IBW：127.8%、AC：29cm、TSF：30mm、%AMC：98.1%

2. 入院時の栄養一次情報
前施設に問い合わせ、嚥下機能良好で全粥食全量（推定1600kcal/日）を自力摂取されていた。約1か月前からADLが低下傾向で、ベッド上か車いすの生活。熱発を認めるようになって以降、ほとんど摂取できていない状態であった。家族に確認すると、しばらくの間、摂取量が不安定であったとのこと。また、自力摂取もできない状態であったという情報を聴取した。

3. 血液検査結果を考慮した一次情報からの栄養アセスメント

① 翌朝のAlbが2.3（g/dl）であり、重度褥瘡による熱発などで摂取量が少なかった期間があったと推察される。

② 身体計測から％IBWが127.8％と過体重で、％AMCが98.1％。比較的、筋力は保たれている（今回のイベント前の摂取状態は良好or 過剰）。

③ 黒色壊死下に筋膜壊死およびポケットがあり、食事摂取時の体位および体圧分散を考慮する必要あり。看護師、リハビリスタッフなどと検討要。

4. 栄養必要量の算定

① 必要エネルギー量：BEE（1029）×（1.0）×（1.5）
　＝1,544 kcal…体重は調整体重を使用

② 必要蛋白質量：NPC/N＝150と設定＝55g…高齢のため腎機能考慮

③ 微量元素、ビタミンの強化→ 摂取量・嗜好に応じ補助食品検討

5. 投与経路の選択

嚥下機能に問題なく、全粥食プラス補助食品を経口で上記栄養量を摂取としたい。抗菌薬およびドレナージを開始し、解熱すれば食事摂取量も向上すると思われる。

以上を主治医へプレゼンテーション。検討の結果、経口開始へ。

　入院時からの食事摂取量は、全量〜3割と摂取ムラを認めていました。そのためENへの完全移行もしくは食事摂取との併用管理を考慮していましたが、第6病日にデブリードマン（**図表5-2**）を実施以降、意識レベルの低下を認めたためENへの移行が決定しました。

　第6病日の臨床経過（血液検査結果含）より、ENのプランニングをします。

図表5-2　褥瘡の変化

1病日　DU-e3s8I9G6N6P0=32点

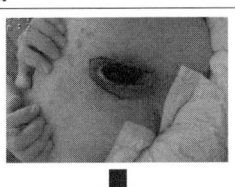

6病日　D4-E6S15I9G6n0p0=36点

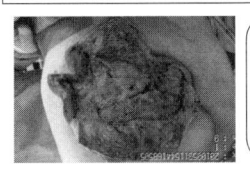

デブリードマン
皮膚切開
洗浄ドレナージ術
術後意識レベル低下
→経腸栄養開始

1　水分投与量の算出

　第6病日までの水分投与量は、体重と年齢を考慮した算出（60.6kg〈体重〉×25〈係数〉）により約1,500mlとなり、褥瘡からの浸出液を500mlとして2,000mlのinで管理しました。対してoutは、尿量および浸出液を含めて約1,700mlとなり、不感蒸泄量を考慮するとin-outバランスはほぼ平衡状態でした。既往歴に狭心症がありましたが、明らかなうっ血性心不全の所見がなく、現状どおりの2,000ml、もしくは1,500mlプラス浸出液量にて経過観察可能だと判断できます。

2　栄養必要量の算出

　栄養必要量の算出に際し、短期間の入院経過から摂取状態が不安定であり、実投与量から栄養必要量を推察することが困難であり、今回は栄養必要量の再設定はせず、臨床経過によって再計画を予定することにします。栄養必要量の考え方は、投与栄養量が多いか少ないかを体重や身体計測値などの推移から評価し、個々の症例に応じた適切な投与量を推察していくことが大切です。算出結果は、あくまでも最初の目安量であるため、算出結果を鵜呑みにせず、経時的な変化を捉え

て再設定をしていきます。

3　消化管機能と投与速度の決定

　本症例では、消化器症状や既往はありませんが、病態の侵襲により腸蠕動運動は低下します。腸蠕動運動を把握するため聴診器でグル音の強弱を聴取し、レントゲン写真から腸管ガスの程度、さらに血液検査結果を含めた総合的評価から投与速度を決定します。腸蠕動運動が低下しているにもかかわらず、最初から栄養必要量のすべてを投与してしまうと、胃食道逆流や下痢などのリスクが高くなるため、投与速度は慎重に検討します。本症例では、第6病日までの血液検査結果から低カリウム血症が遷延しているため、腸蠕動運動が完全に良好とは判断できません。しかし3食の経口摂取をしていた経過と、聴診によるグル音は比較的良好でした。よって低速持続投与がより安全と考えられますが、高濃度栄養剤を用いることができれば1回投与量を少なくできるため、間歇投与管理も選択肢の1つとなります。

4　栄養剤の選択

　第6病日までの食事摂取状況から、全粥食を全量〜3割摂取して、下痢などの消化器症状がなかったため、半消化態栄養剤の選択が妥当と判断できます。

§2 プロトコールとアルゴリズムを基に考える

プロトコール（**図表5-3**）およびアルゴリズム（**図表5-4**）を基に、一連の過程を考えてみましょう。これらの手順に沿って考えることで、栄養剤の選択までのポイントが整理され、主治医などへのプレゼンテーションも円滑にできるようになると思います。**図表5-3**の3つのステップは、経腸栄養法のプランニングをするうえで最低限検討しなければならない項目です。

図表5-3　ENプランニングのプロトコール

第1段階：主たる栄養素の決定
1. 水分・電解質（ガイドラインに従い、その後、水分出納で調整）
2. エネルギー（低栄養↑異化亢進↑肥満↓）
3. 蛋白質（基礎疾患や侵襲に応じ、消化態？半消化態？）

第2段階：PFC比の決定
1. 耐糖能異常がある場合の糖質含有量
2. 腎疾患の蛋白制限（NPC/Nを重視）
3. 肝・胆・膵疾患の蛋白、脂質制限量

第3段階：特定の栄養素の調整

ビタミン、ミネラル、電解質、微量元素、特定のアミノ酸、食物繊維、オリゴ糖、免疫賦活・調整の栄養素

図表5-4　腎疾患の経腸栄養管理アルゴリズム

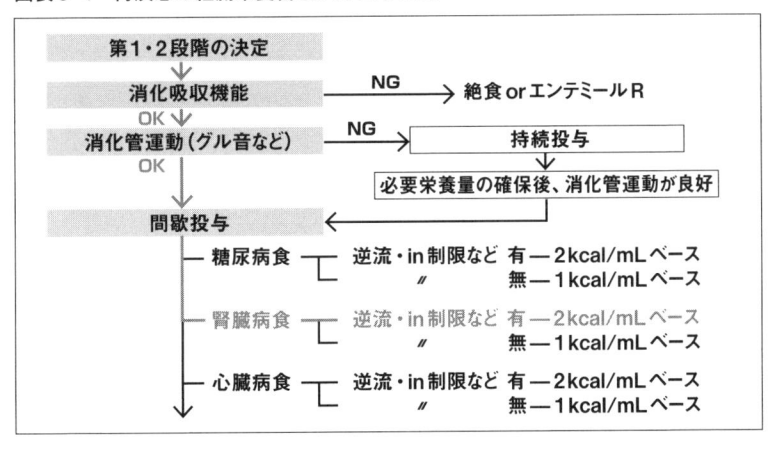

```
第1・2段階の決定
   ↓
消化吸収機能 ───NG──→ 絶食 or エンテミールR
   OK↓
消化管運動（グル音など）───NG──→ 持続投与
   OK↓                    必要栄養量の確保後、消化管運動が良好
間歇投与 ←─────────────────
   ├─ 糖尿病食 ─┬─ 逆流・in制限など 有─2kcal/mLベース
   │           └─      〃        無─1kcal/mLベース
   ├─ 腎臓病食 ─┬─ 逆流・in制限など 有─2kcal/mLベース
   │           └─      〃        無─1kcal/mLベース
   └─ 心臓病食 ─┬─ 逆流・in制限など 有─2kcal/mLベース
               └─      〃        無─1kcal/mLベース
```

1 第1段階：主たる栄養素の決定

1 水分・電解質

60.6 kg（体重）× 25（係数）≒ 1,500 ＋ α（ml）

既往歴に狭心症があるため、大量のボリューム（水分量）の付加は、心不全を惹起するリスクが生じます。しかし本症例は、胸部レントゲン写真においても明らかなうっ血像はなく、若干多めのボリュームでも順応する可能性があります。そのため、日々変化する褥瘡からの浸出液量を約500（ml）と仮定し、2,000（ml）で管理することができるかもしれません。その際は、連日の水分出納を評価し、常に増減するものという意識をもつことが大切です。最初から厳重な水分管理をする場合、「1,500（ml）＋浸出液量」で水分量をモニターすることになりますが、浸出液量や不感蒸泄量の把握は困難でもあります。そのためこの場合は、体重変化の推移による評価も必要となります。また血液検査結果より、やや低カリウム血症にあることに注意し、経時的に低下するようであれば補充することを考慮します。補充に関しては第3段階で検討すると考えやすくなります。

2 エネルギー

安静時代謝熱量計を用いることができない場合、施設の考え方に合った公式を用います。大切なことは、その量を投与して何日目で身体構成量にどのような変化が現れるかを評価して、再設定を繰り返すことです。再設定を繰り返す意欲や勇気が栄養管理を奏功させる秘訣です。

本症例ではHarris-Benedictの式を用いました。以後、状態変化に応じて再設定します。

基礎代謝量（1,029）×活動因子（1.0）×侵襲因子（1.5）
＝1,544（kcal/日）

3　蛋白質

　eGFR（系球体濾過量）が60以下であり、高齢のため生理的な腎機能の低下が推察されます。腎糸球体に悪影響を及ぼさないよう、褥瘡だからと急激な蛋白質の付加は避けます。本症例ではNPC/Nを150程度（健常人程度）に設定し、必要蛋白質量を求めます。また、腸管絨毛の委縮の程度を考慮しつつ、本症例では半消化態栄養剤を選択しました。もし、絶食期間が長い場合や難治性の下痢を認める場合には、消化態栄養剤を選択します。

2　第2段階：PFC比の決定

　PFC比を考える際、もしこの患者さんが食事をするとしたら、どのような病態食となるのかを考えるとわかりやすいと思います。本症例のような場合、心臓病食か腎臓病食をベースに個別対応をしていくことが考えられるのではないでしょうか。また、蛋白質量が第1段階で決定していますので、残りは脂質と糖質の割合になります。もし、糖尿病があるのであれば、糖質の割合を抑えた栄養剤か、吸収が穏やかな栄養剤の選択となります。本症例では、第1病日以降、血糖値は安定しています。

　ここまで検討した後、**図表5-4**のアルゴリズムを活用します。消化管の消化吸収機能に問題なく、腸管運動も良好で間歇投与が可能であれば、前述の病態食を選択します。その後、胃・食道逆流のリスクやin制限を伴う場合は、高濃度タイプの製品でプランニングするように考えます。高濃度タイプであれば、胃内容量を抑えて逆流のリスクを低減できます。また、治療薬の投与により輸液量を減らすことが

できない場合も、高濃度タイプにすることで、第1段階で決定した栄養量を確保することができます。本症例の場合、高濃度タイプであるアイソカル®2 K(ネスレ日本株式会社)をベースにして、蛋白量の少ないレナウェル®A(テルモ株式会社)などでエネルギー量と蛋白質量を調整するようにしました。

3　第3段階：特定の栄養素の調節

最終段階では、本症例の病態で不足している栄養素を補います。褥瘡があるため、アルギニンなど特定のアミノ酸の追加も検討します。また低カリウム血症が持続するようだとOS-1®(株式会社大塚製薬工場)や果汁の付加を考えます。またこの段階で追加する素材を決定後、もう一度アルゴリズムで導き出された栄養剤の量を調整し、最終的なプランが出来上がります。

以上の流れで、逆流のリスクに配慮した高濃度タイプの半消化態栄養剤を用いた**図表5-5**のプランを立案しました。第14病日に水溶便が多量にあり、便検査にてCD(Clostridium Difficile)トキシンが検出され、主治医より「EN内容はどうしましょうか？」と問い合わせがありました。

図表5-5　STEP1

朝時	アイソカル®2K/200mL	※	速度：85mL/hr
昼時	アイソカル®2K/200mL	※	速度：85mL/hr
夕時	レナウェル®A/375mL	※	速度：85mL/hr
毎時 投与後	(アバンド™2パック＋水150mL)	※ 3回に分け1shot	
エネルギー≒1560kcal	蛋白質≒54.3g	アルギニン≒16g	水分＝712mL

不足水分は輸液にて投与し、消化器症状がなければ水分投与を含んだSTEP2へ

§3 下痢の原因を探る

ここからは、第14病日に発生した下痢の原因について考えてみましょう。

【第6病日】

当院に入院し、第6病日に突然の意識レベル低下によって経口摂取ができなくなりEN管理となりました。ENの内容は**図表5-6**のとおりです。EN開始後、胃食道逆流をはじめ消化器症状のトラブルはなく、順調に経過しました。第6病日以降の血液検査結果は**図表5-7**のとおりです。白血球数はしばし上昇しますが、炎症反応が低下傾向を示し、褥瘡の感染コントロールも良好な経過をたどりました。またアバンド™[*1]を用いてもeGFRが改善傾向を示し、BUN上昇を認めないことより、体内で創傷治癒の促進に利用されることが期待できます。ENプランニング後も、このような継続した栄養評価を行ない、病態に合致した栄養計画とするべく再検討をし、カルテに残すことが大切です。カルテに考えを記すことで、円滑に医療の協業が進み、医師をはじめ、他職種との「ことば」によるディスカッションやカンファレンス、回診においても栄養管理が理解されやすい環境が醸成されます。

図表5-6　STEP1（第6病日）

朝時	アイソカル®2K／200mL	※ 速度：85mL/hr
昼時	アイソカル®2K／200mL	※ 速度：85mL/hr
夕時	レナウェル®A／375mL	※ 速度：85mL/hr
毎時 投与後	（アバンド™2パック＋水150mL）	※ 3回に分け1shot
エネルギー≒1560kcal	蛋白質≒54.3g　アルギニン≒16g	水分＝712mL

不足水分は輸液にて投与し、消化器症状がなければ水分投与を含んだSTEP2へ

---

*1　アバンド™：アボットジャパン株式会社が販売する、β-hydroxy-β-methylbutyrate・L-アルギニン・L-グルタミン配合飲料。β-hydroxy-β-methylbutyrateは体蛋白の合成促進・分解抑制作用に加え、炎症反応調節作用が報告されている。またL-アルギニンやL-グルタミンは、体蛋白・コラーゲン合成を促進、微小循環の改善、また免疫賦活にも関与する。これらはInflammation/infectionを伴う褥瘡の治療ステージにおいて有効な栄養成分と考えられている。

図表5-7　血液検査結果（第6～14病日）

入院時	6病日	8病日	10病日	12病日	14病日
白血球数 (/μL)	6400	10100	7800	9400	4900
赤血球数 (×10⁴)(/μL)	302	308	316	318	286
Hb (g/dL)	9.3	9.6	9.7	9.7	8.8
Htc (%)	28.6	29.3	30.4	30.6	27.5
CRP (mg/dL)	8.2	13.8	7.3	5.5	4.3
GOT (IU/L)	14	14	18	19	22
GPT (IU/L)	13	10	13	17	22
γ-GTP (IU/L)	―	15	―	―	11
BUN (mg/dL)	11.8	7.8	18.1	16.5	17.2
Cre (mg/dL)	0.5	0.4	0.4	0.4	0.4
UA (mg/dL)	―	2.9	―	―	2.1
Na (mEq/L)	142	140	141	143	139
K (mEq/L)	3.1	2.8	3.0	3.3	3.8
Cl (mEq/L)	106	97	98	99	102
Alb (g/dL)	2.2	2.3	2.3	2.2	2.0
Glu (mg/dL)	106	109	106	106	133
T-cho (mg/dL)	―	―	―	―	―
eGFR (mL/min./1.73㎡)	85.8	109.5	109.5	109.5	109.5

炎症反応は低下傾向。低K血症は改善傾向
貧血、低Alb血症は持続。eGFRは改善傾向

【第14病日】

　STEP 1での経過は順調でしたが、突然の水様便を数回認めました。便検査にてCDトキシンが検出され、主治医より「経腸栄養の内容はどうしましょうか？」と問い合わせがありました。

　CDトキシンのCDとは、Clostridium Difficileの略で、腸炎を引き起こすことがある桿菌を指します。偏性嫌気性菌ですが芽胞を形成するため、手指消毒用アルコールに耐性で乾燥環境でも数か月は生存できる院内感染菌です。胃酸に強く容易に腸管に到達するなど、外因性

感染であることが多く、腸炎の原因菌として知られています。しかし感染しても必ずしもすぐには発症せず、抗菌薬などにより腸内細菌叢が攪乱され菌交代現象が起き、CDが増殖しやすい腸内環境となるなど、種々の条件下で発症することが知られています。この感染症が疑われた場合は、便検査にてCDが産生した毒素（＝トキシン）が検出されるかを確認し、陽性となればCD感染症による腸炎が考えられます。またこのCDトキシンが原因で偽膜性大腸炎へ重症化する場合もあります。こうしたリスクを避けるためにも、下痢の際は何が原因であるのかを考えることが大切です。

下痢の原因を検討

いよいよ、下痢の原因を考えていきます。トラブルが起きた場合、原因に応じた対処をすることが原則です。下痢の原因はさまざまですが、**図表5-8**のように除外診断をしていくことが大切となります。

まず、栄養剤や投与ルートなどのデバイス類に汚染がないかを確認します。栄養剤は栄養成分が豊富なので細菌が増殖しやすく、4～8時間で細菌性下痢をきたす菌量となります。デバイス類が細菌の培地となることがあるため、注意が必要です。

次に、投与速度が速いほど、腸管内で拡散吸収が追いつかず、浸透圧性の下痢をきたしやすくなります。健常人においても疾病下では、

図表5-8　下痢の除外診断

第一に、原因は何なのか？
1. 投与ルートの汚染はないか？
2. 投与速度は速くないか？ 　STEPアップ後の下痢など
3. 成分に起因？　…乳糖不耐性など
4. 薬剤に起因？　…抗菌薬など
5. 病態に起因？　…溢水？　消化不良？ 　　　　　　　　　腸炎？ 　①乳化オリゴ糖など水溶性ファイバーの付加 　②エンテミール®Rへの変更
6. 一時的な絶食を考慮

お粥やあっさりした食べ物といった浸透圧が低い食品をゆっくり食べることが勧められるのと同様に、経腸栄養の浸透圧や投与速度を考える必要があります。さらに、栄養成分や薬剤に起因するものを考えます。栄養剤に乳糖などのアレルゲンが含有しないかを検討する必要があります。

一方、薬剤の考え方は複雑です。胃酸分泌抑制薬の長期投与や抗菌薬を中心に下痢のリスクが高くなりがちですが、治療上どうしても用いなければならない薬剤がほとんどです。主治医や薬剤師と相談し、治療方針を見直すことも必要となるでしょう。

最終的にこれらが除外された場合、病態に起因した下痢が考えられます。水分出納がプラスバランスで溢水状態となり腸管浮腫を伴う場合や消化不良、腸炎などの可能性を総合的に判断していきます。下痢の原因がはっきりせず遷延する場合は、一時的に絶食で輸液管理とする決断も求められます。

本症例では投与約1週間後に下痢をきたし、便培養にてCDトキシンを検出し、偽膜性大腸炎の疑いとなりました。主治医は重度の褥瘡があることから経腸栄養管理の継続を要望し、「栄養剤などの内容変更でしのげないものか」と相談してきました。

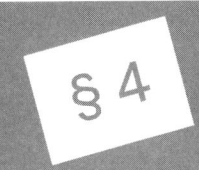

§4 CDトキシン検出時のプランニング

　下痢精査時の便検査にてCDトキシンが陽性となった場合、一時的に絶食になることがあります。しかし、偽膜性大腸炎の疑いである場合や下痢の程度が軽度の例などは、経腸栄養を継続できる場合があります。血便がなく便量が多量でなければ、選択肢の1つとして、無残渣で吸収に優れた消化態タイプの栄養剤を用いた方法が考えられます。下痢が起きているにもかかわらず、現状のままの経腸栄養（**図表5-9**）を継続していては、脱水を助長して全身状態の悪化を招きます。静脈栄養管理を併用して脱水対応に努めつつ、経腸栄養の変更においても迅速な判断が求められます。

　なお、便形状のツールとして、**図表5-10**のようなブリストル便形状スケールがあります。何らかの便形状スケールを使用することによって、多職種において便形状の共通認識ができますので有用なツールとなります。

　本症例では、CDトキシン陽性、ブリストル便形状スケールでタイプ7の便が、1日あたり片手量5回の状態です。この排便状態から、経腸栄養は消化態タイプで濃度が0.5kcal/ml以下になるよう調整し、低速持続投与（24時間持続投与）で行なうことにしました（**図表5-11**）。このSTEP 1から、徐々に濃度と投与速度を上げるプランを立案しています。タイプ7の便を1日に数回認める状態のため、投与

図表5-9　現状の経腸栄養（第6病日）

朝時	アイソカル®2K/200mL	※ 速度：85mL/hr
昼時	アイソカル®2K/200mL	※ 速度：85mL/hr
夕時	レナウェル®A/375mL	※ 速度：85mL/hr
毎時 投与後	（アバンド™2パック＋水150mL）	※ 3回に分け1 shot
エネルギー≒1560kcal	蛋白質≒54.3g	アルギニン≒16g	水分＝712mL

不足水分は輸液にて投与し、消化器症状がなければ水分投与を含んだSTEP2へ

Chapter 5　症例から学ぶ経腸栄養プランニングの実際

図表5-10　ブリストル便形状スケール

タイプ	形状
1	硬くてコロコロの兎糞状の（排便困難な）便
2	ソーセージ状であるが硬い便
3	表面にひび割れのあるソーセージ状の便
4	表面がなめらかで軟らかいソーセージ状、あるいは蛇のようなとぐろを巻く便
5	はっきりとしたしわのある軟らかい半分固形の（容易に排便できる）便
6	境界がほぐれて、ふにゃふにゃな不定形の小片便、泥状の便
7	水様で、固形物を含まない液体状の便

「ブリストル便形状スケール」：日医雑誌　第137巻・10号IBSの診断基準とガイドラインから引用

図表5-11　エンテミール®Rの実際のプラン

	PN（静脈栄養）	EN（経腸栄養）	合計
STEP1	ビーフリード(500)×3 抗菌薬＋生食(100)×2	＜24時間、持続投与＞ エンテミールR（50g＋水400mL） 19mL/h	830 kcal 52 g protein Fluid＝2100 mL
STEP2	ビーフリード(500)×2 抗菌薬＋生食(100)×2	＜24時間、持続投与＞ エンテミールR（100g＋水500mL） 24mL/h	820 kcal 45 g protein Fluid＝1700 mL
STEP3	ビーフリード(500)×1 トリフリード(500)×1	＜24時間、持続投与＞ エンテミールR（200g＋水700mL） 35mL/h	1220 kcal 45 g protein Fluid＝1700 mL
STEP4	トリフリード(500)×2	＜24時間、持続投与＞ エンテミールR（300g＋水1000mL） 50mL/h	1620 kcal 45 g protein Fluid＝2000 mL

STEP 4以降は、臨床経過により処方設計し、再提示いたします

量を少なくし、不足する水分は輸液で補う必要があります。総投与栄養量が少なくなりますが、第一の目標は下痢を助長させないで腸管を用いることです。下痢を助長させてしまっては、腸液と一緒に体内の電解質やアミノ酸などが喪失し、投与栄養量をいくら増やしても意味がなくなります。一時的に投与栄養量が減っても、下痢を終息に向かわせながら徐々に投与栄養量を増加させることが大切です。また、無理に経腸栄養をするのではなく、高度な下痢の遷延が予測できる場合は、迅速に高カロリー輸液へ変更することも念頭に置く必要があります。これらを踏まえて、**図表5-11**の経腸栄養プランを立案し、誤解のないように主治医へのプレゼンテーションを行ない、迅速にプラン

図表5-12 エンテミール®Rの詳細

エンテミールR			
濃度 (kcal/mL)	加水量 (mL)	仕上がり量 (mL)	浸透圧 (mOsm/L)
0.5	約720	約800	約200
1	約330	約400	約400

テルモ株式会社提供

を開始します。

　なお、CDトキシン陽性時以外の下痢に関しては、その原因となる対処を検討し、半消化タイプのままオリゴ糖などを追加することも有用です。エンテミール®（テルモ株式会社）は、従来、薬価収載されたエンテルード®の後継として、新たに食品として販売されている商品です。エンテミール®として発売され、現在はエンテミール®R（Renewal）と改名し、浸透圧が1.0kcal/mlで約400mOsm/lとなり、従来品より浸透圧が100mOsm/l程度低く、下痢に対して使いやすくなりました。**図表5-12**にエンテミール®Rの濃度と加水量および仕上がり量、浸透圧の早見表を示します。

§5 モニタリングのポイント

1 病院経営に貢献する栄養管理

　下痢があるときに経腸栄養を継続するには、体内の栄養素を喪失させないように下痢を助長させない管理を大前提に考えることが大切です。この症例のように、経腸栄養を継続する方針であっても、**図表5-11**のSTEP 1で下痢が助長した場合は、一時的にでも経腸栄養を中断する決断が必要となります。それを念頭に置きながらモニタリングします。1つの手法として、下痢に対してはエンテミール®Rを0.5kcal/ml以下の濃度に調整して投与し、それでも下痢が助長する場合には一時的に中断し、静脈栄養管理を選択することがあります。

　ステップアップするタイミングに関しては、下痢の状態に注視しますが、下痢に関連した栄養素の喪失を予測することが大切です。in-outバランスや脈圧、心拍数、心胸郭比、ツルゴール、毛細血管再充満時間などをモニターしながら脱水の有無を確認します。多量の下痢により電解質を喪失している場合、低カリウム血症によって腸管の蠕動運動が抑制され、胃食道逆流や嘔吐を発症するリスクが生じます。血液検査ではヘモグロビンやヘマトクリット、総蛋白から血液濃縮が予測できます。BUN/Cre比も脱水の指標になりますが、腎機能障害や異化亢進時、低筋肉量の症例では、最初からBUNが高いことがあり注意が必要です。いずれにしても栄養状態の低下が著しい場合は、経腸栄養管理と併用した高カロリー輸液を考慮します。

　図表5-11のSTEP 4以降は、臨床経過に応じて従来の経腸栄養プランに戻すか、そのときの病態に応じた必要栄養量で再プランします。経腸栄養プランは、特に急性期領域では一度きりのものでは対応でき

ないため、管理栄養士は病棟に常駐して連日モニタリングし、リアルタイムで対応することが求められます。それが医師の周辺業務をカバーすることにつながり、NST加算の本来の目的に合致した管理となります。これは、病院経営に貢献する栄養管理につながると考えます。

2 症例の経過

【第20病日】

話を症例の経過に戻します。

CDトキシン陽性を認め、水溶便も軽快しました。安易に消化態栄養剤を長く使うことはCD関連下痢症の再発リスクが高いため、半消化態栄養剤を用いて設計した第6病日のプラン（**図表5-9**）へ戻しました。その後、消化器症状も出現せず、投与速度を徐々に上げていきました。投与栄養量の栄養評価のため、上腕周囲長や上腕三頭筋皮下脂肪厚の測定（体重測定が困難なため）をすると減少傾向であったことから、200kcalアップして経過観察する計画とし、またBUNが基準域で推移しているためNPC/Nを100に設定し、下痢に対するプランから褥瘡の積極的治療へシフトチェンジしました。ENの最終的な投与内容は、第29病日より**図表5-13**のとおりです。なお、200kcalアップの根拠やNPC/Nを100にした理由など、医師からの質問に即答できることの積み重ねが、医師の信頼を得ることに直結します。

【第51病日】

図表5-14に示した第43病日の植皮術以降、植皮部の生着が悪く、BUN値上昇およびAlb値はやや上昇後に不変で推移していました。

第51病日に、主治医より栄養投与量が妥当なのか問い合わせがあ

Chapter 5　症例から学ぶ経腸栄養プランニングの実際

図表5-13　臨床経過と栄養管理の変遷

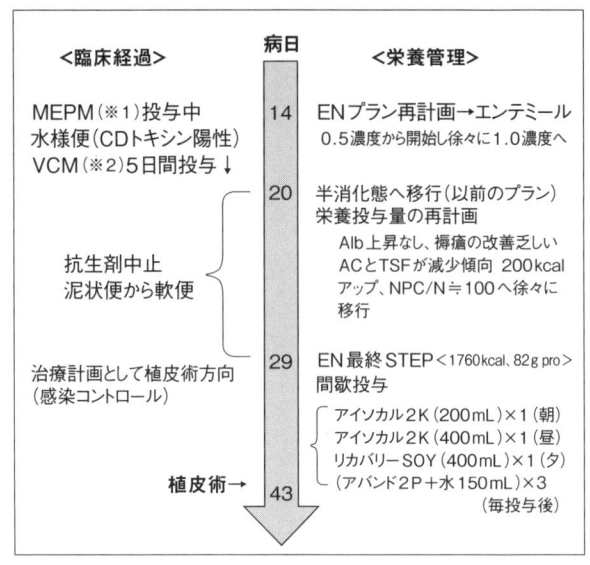

病日	<臨床経過>	<栄養管理>
14	MEPM(※1)投与中 水様便(CDトキシン陽性) VCM(※2)5日間投与↓	ENプラン再計画→エンテミール 0.5濃度から開始し徐々に1.0濃度へ
20	抗生剤中止 泥状便から軟便	半消化態へ移行(以前のプラン) 栄養投与量の再計画 　Alb上昇なし、褥瘡の改善乏しい 　ACとTSFが減少傾向　200kcal 　アップ、NPC/N≒100へ徐々に 　移行
29	治療計画として植皮術方向 (感染コントロール)	EN最終STEP<1760kcal, 82g pro> 間歇投与 　アイソカル2K(200mL)×1(朝) 　アイソカル2K(400mL)×1(昼) 　リカバリーSOY(400mL)×1(夕) 　(アバンド2P+水150mL)×3 　　　　　　　　(毎投与後)
43	植皮術→	

※1 Meropenem (メロペネム)：抗菌薬
※2 Vancomycin (バンコマイシン)：MRSAなどに効果のある抗菌薬

図表5-14　植皮術の経過

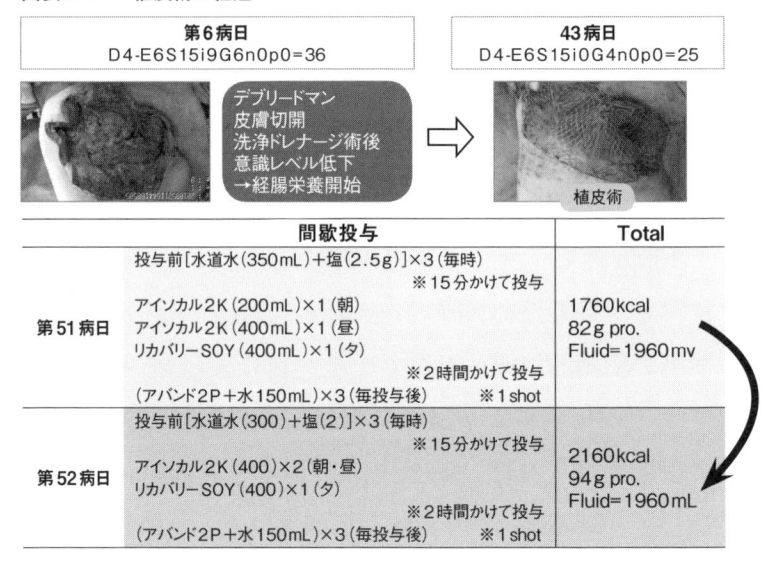

第6病日　D4-E6S15i9G6n0p0=36
デブリードマン
皮膚切開
洗浄ドレナージ術後
意識レベル低下
→経腸栄養開始

第43病日　D4-E6S15i0G4n0p0=25
植皮術

	間歇投与	Total
第51病日	投与前[水道水(350mL)+塩(2.5g)]×3(毎時) 　　　　　　　　　　　※15分かけて投与 アイソカル2K(200mL)×1(朝) アイソカル2K(400mL)×1(昼) リカバリーSOY(400mL)×1(夕) 　　　　　　　　　　　※2時間かけて投与 (アバンド2P+水150mL)×3(毎投与後)　※1 shot	1760kcal 82g pro. Fluid=1960mv
第52病日	投与前[水道水(300)+塩(2)]×3(毎時) 　　　　　　　　　　　※15分かけて投与 アイソカル2K(400)×2(朝・昼) リカバリーSOY(400)×1(夕) 　　　　　　　　　　　※2時間かけて投与 (アバンド2P+水150mL)×3(毎投与後)　※1 shot	2160kcal 94g pro. Fluid=1960mL

り、栄養管理計画について議論となりました。

主治医：植皮術後1週間経過したが、生着がいまひとつ。栄養投与量は妥当なの？

管理栄養士：第29病日よりアルギニンを用いた積極的栄養ケアを行

なっていますが、植皮術以降、BUN値が平均30mg/dlで推移し、Alb値が平均2.6g/dlであることが、生着遅延の原因と考えられます。

主治医：栄養管理のせいで治癒が遷延している感じだし、どうしようか？

管理栄養士：植皮術以降のBUN上昇の理由は、エネルギー投与量が不足し、脱アミノ化反応が起きている可能性を考えます。一方で、NPN/Nを100としてEN処方設計をしていますが、アバンドで追加しているアルギニンとグルタミンの量が全蛋白質の38％に及び、必須アミノ酸投与量が不足していることも考えられます。

主治医：じゃあ、エネルギーと必須アミノ酸の投与量を増やそう！

管理栄養士：まずはエネルギー投与量のみアップして、BUN値の変化を観察後、必須アミノ酸投与量を徐々に増加したいと思うのですが……。

主治医：いや、迅速にエネルギー量と必須アミノ酸量を増やしてから考えたいなぁ。

管理栄養士：はいっ！　栄養管理が生着遅延を招き、すみませんでした。先生のおっしゃる栄養計画で投与し、今後も経過観察させてください。

①管理栄養士の栄養計画

炎症によって異化亢進となり、エネルギー要求量が増大。その結果、摂取アミノ酸または体内のアミノ酸をエネルギー源として利用する「脱アミノ化反応」が起こり、BUN値が上昇したと考えられます。そのため、エネルギー投与量のみを増やし、脱アミノ化反応が抑制されれば、エネルギー投与量の不足が原因と判明します。しかし、必須アミノ酸投与量が全蛋白質投与量の38％であり、同時に必須アミノ酸投与量が不足している可能性も考えられるため、エネルギー増量で変化が乏しい場合は、次のステップとして必須アミノ酸を追加投与する栄養計画を考えたようです。

②主治医の栄養計画

エネルギーおよび必須アミノ酸の両者の不足が考えられるのであれば、迅速な治癒のために両者を同時に投与したい意向です。また、経験に基づくハンドリングを行ない、原因詮索よりも迅速な治癒を重んじた栄養計画です。

③最終的な結果

第52病日より**図表5-14**に示した投与量となっています。エネルギーは400kcalアップし、アミノ酸スコアを100とした蛋白質を12g追加しています。結果的に投与開始後、BUN値は10〜20mg/dlの範囲で経過し、Alb値は上昇傾向を示し、急速な褥瘡の改善を認めました。

3 議論で深まる信頼の絆

本症例では、石橋を叩いて歩くような管理栄養士の計画と、できることは迅速にすべてやってみるという主治医の思いとの衝突がありました。経験の差や臨床栄養管理の難しさを感じる内容でした。しかしこれらにより、両者はお互いの考え方や価値観を共有し、信頼の絆を深めるきっかけとなったようです。どんなに好きな人でも、ときにケンカをすることがあり、それは避けて通ることのできない自然なことかもしれません。むしろこのケンカの仕方（＝プレゼンの仕方）によって、価値観や暗黙知が共有でき、信頼の絆が深まることにつながると筆者は考えます。信頼関係の構築のためには、正論か否かわからない栄養管理計画の議論のなかで、謙虚さを大切にすることが重要ではないでしょうか。

本症例は**図表5-15**に示したとおり、第111病日で褥瘡が軽快しました。全身状態不良のため、EN管理でも難渋し、医師をはじめ多職種と何度も議論し、再々の栄養計画の修正を行なって治癒に至りました。治療にかかわった医療人すべてが、議論するたびに信頼の絆が深

図表5-15　第57病日以降の褥瘡の臨床経過

第57病日	第80病日	第86病日
D4-E6S15i0G3n0p0=24	D4-E6S15i0G3n0p0=24	111病日に褥瘡軽快

皮弁・植皮術

まる実感があったと思います。これが多職種で患者さんを診る醍醐味だと思います。

　決して議論を恐れず、謙虚なプレゼンの姿勢が人のネットワークを広げ、患者さんにとっても個々人のスキルアップとしても一挙両得の結果を生むことでしょう。筆者は、知識を広めるのは使命と認識し、「知っているのに言わないのは罪」という気持ちで取り組んでいます。

Chapter 6

経腸栄養における
下痢のリスク管理の実際

§1 CDトキシン陽性患者数が減少しない理由

1 適切な栄養療法とは

　適切な栄養療法は、本来の生理的な免疫反応を介して薬効を促進することで、投薬量が減じ、結果的にもっとも効果的で安価な治療になると考えられます。たとえば、適切な経腸栄養療法によって、合併症発生率が抑制されます。

　図表6-1の詳細は、前述したとおり近森病院での脳梗塞の代表的合併症である肺炎発症率の低下を示しています。近森病院では2006年からの2年間で、肺炎罹患率が3.9%から0.6%に低下しました。なかでも入院日数が30日以上の症例や総医療費が150万円を超過した重症症例の減少が目立ちました。これはDPC病院において大きな収益となりますし、本邦の脳梗塞に罹患した全患者さんに適応すれば医療費の膨大な抑制効果となります。なにより患者さんの経済的負担が少なくなり、患者ベネフィットの向上をもたらすものと考えられます。

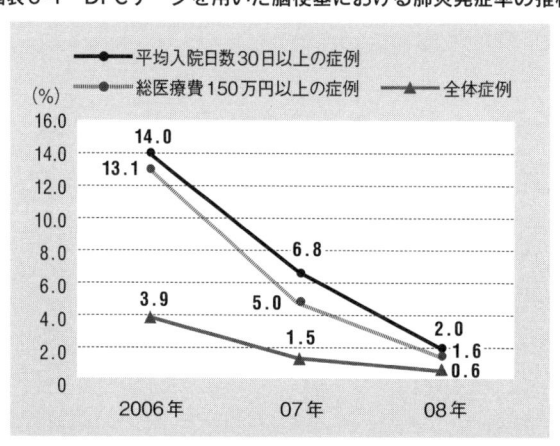

図表6-1　DPCデータを用いた脳梗塞における肺炎発症率の推移

栄養管理のアウトカムは、早期治癒に直結するものでなければならないわけですが、治療中にそれを妨げる合併症をいかに抑制するかも栄養管理の1つとして考えなければなりません。

　近年Clostridium Difficile Associated Disease（クロストリジウム・ディフィシル関連下痢症／腸炎、以下、CDAD）が注目されています。これは外因性感染であることが多く、抗菌薬などにより腸内細菌叢が攪乱されてClostridium Difficile（以下、CD）が増殖し、種々の条件下で発症することが知られています。また、治療に用いるH2ブロッカー、プロトンポンプ阻害薬（PPI：Proton Pump Inhibitor）、カテコラミン、広域抗菌薬などの投与に関連した下痢や高度侵襲による腸管不全は、腸内細菌叢の異常と関連していると考えられています。この腸内細菌叢は、年齢、性別、食生活、胃酸、胆汁酸、腸蠕動運動、薬剤、治療などにより著しく変化し、特に侵襲により悪化します。そのため栄養療法のポイントは、積極的に腸管を用いた生理的な栄養療法を行ない、腸内細菌叢を介した短鎖脂肪酸の産生を促して腸内環境を維持・改善させることです。

　我々の検討では、CDトキシンを検出した患者の90.4%が腸管を使用しており、このうち発症前の抗菌薬使用率は92%、PPIは63%であり、かつ54%の患者は整腸剤を処方されていました。単に栄養成分を供給するのではなく、治療内容が腸内環境に及ぼす影響を考慮した栄養管理計画の立案が重要となることがうかがえます。少なくともCDADを繰り返すようなリスクの高い場合は、プレバイオティクスとプロバイオティクスを病態に応じ戦略的に活用することで、腸内環境異常の予防や改善が期待されます。さらにプロバイオティクスにて抗菌薬関連の下痢症の相対リスクがほぼ半減することが系統的レビューとメタアナライシスを用いた検討で報告[1]されています。

2 事例からのアプローチ

ここで、ある病院の管理栄養士からの相談事例を紹介します。

> お話を聞いて消化管を用いることの重要性を改めて認識し、消化管を用いる栄養療法を多くの医師にプレゼンし、結果的に絶食率を減らすことができています。そのプレゼン時にNST医師から、「CDトキシン陽性患者が減少するならすばらしいことなので、ぜひやりましょう」と理解していただき、チームで取り組むことになりました。しかし、CDトキシン陽性患者数が減りません。消化管を用いることが難しい患者にも、できるかぎり消化管を使う努力はしていますし、プレバイオティクスやプロバイオティクスを積極的に導入しています。先のNST医師は、CDトキシン陽性患者が減少しない要因について悩まれており、考えられることがあれば教えてください。

以下に、CDトキシン陽性患者数が減少しない理由のチェックポイントを挙げてみます。
①消化態栄養剤を必要以上に長く使用していないか？
②抗菌薬と整腸剤の適正使用は？
③陽性となった場合の予防策の状況は？
④陽性患者の周辺患者への感染はどうか？
⑤陽性となる患者の感染は繰り返しているか？

外因性の感染が多いため、理由はこのほかにも考えられます。CDの感染コントロールのためには接触予防策が重要であり、標準予防策に加えて同時に行なわなければなりません。アメリカ疾病予防管理センターもCD感染について大規模に対策を呼びかけ始めており、今後のプレゼンテーションの糧になるよう、順に説明していきます。

3 文献活用のヒント

　消化態栄養剤を安易に長期使用することによって、CDADを惹起する可能性があると報告されています。その1つとして**図表6-2**に示した研究[2]では、経腸栄養管理下にある患者90人のうち13人にCDADを認め、そのうち8例は消化態栄養剤の使用患者であったと報告されています。また、抗菌薬と関連がなく発症した5人は、全例で消化態栄養剤が投与されており、考察では消化態栄養剤が腸内フローラの正常化を遅らせ、CDの増殖を促進させている可能性について述べられています。さらに成分栄養剤のアミノ酸がCDの発育を増進させるとの報告[3]もあり適正使用をすることが重要です。消化態栄養剤はその性質から、難治性の下痢など消化吸収不良が疑われる場合などに用い、その病態から脱すれば、半消化態栄養剤へ迅速にシフトすることが、腸絨毛の発育をはじめとした生理的免疫力の維持・向上のために有効です。消化態栄養剤の適正な使用で、CDADを予防できる症例があると考えられます。

　このような文献報告を用いて、他職種へ論理的に説明することもプレゼン技法の1つとして重要です。しかし、文献はコミュニケーションツールとして活用すべきであり、このニュアンスを間違えると、頭

図表6-2　CD関連下痢症の内訳

	年齢・性別	基礎疾患	抗菌剤使用歴	栄養剤	大腸内視鏡所見
①	85. 男	脳梗塞後遺症	3カ月以前	消化態	偽膜性腸炎
②	74. 女	パーキンソン病	14日前	消化態	
③	89. 女	アルツハイマー痴呆	CMZ	半消化態	
④	81. 男	脳梗塞後遺症	LVFX	半消化態	腸炎所見のみ
⑤	80. 男	脳梗塞後遺症	3カ月以上前	消化態	偽膜性腸炎
⑥	84. 男	脳梗塞後遺症	CMZ	消化態	
⑦	88. 男	脳梗塞後遺症	3カ月以上前	消化態	
⑧	77. 男	脳梗塞後遺症	CZOP	消化態	
⑨	94. 男	脳梗塞後遺症	CMZ、CLDM	消化態	
⑩	86. 男	脳出血後遺症	18日前	消化態	腸炎所見のみ
⑪	72. 男	廃用症候群	CMZ	半消化態	
⑫	87. 女	脳血管性痴呆	CTM	半消化態	
⑬	95. 女	脳梗塞後遺症	CMZ	半消化態	

※CMZ：セフメタゾール、LVFX：レボフロキサシン、CZOP：セファゾプラン、CLDM：クリンダマイシン

でっかちの人間と誤解され、医療チームの一員として認めてもらえない危険があります。

§2 消化態栄養剤のメリットとデメリット

　§1で、CDトキシン陽性患者が減少しない場合のチェックポイントを前述しましたが、CDトキシン陽性になる患者は、集中治療室の入室基準に合致した方に多いと考えられます。CDADを低減するためには、たとえ業務が煩雑で多忙であっても、標準予防策と接触予防策を徹底することがポイントになります。

　たとえば、排便介助中に隣のベッドのポンプのアラームが鳴り、うっかり手を伸ばして停止ボタンを押してしまった場合、隣のベッドの患者に後日、CDトキシン陽性反応が出ることがあります。CDは芽胞形成菌であるため、このような事例でも感染を拡大させる可能性があるのです。

　もし、CDトキシン陽性の原因として、§1のチェックポイント「④陽性患者の周辺患者への感染」が疑われた場合は、その対策となるデバイス(閉鎖式便失禁管理システム：フレキシシール®)も発売されています。単に問題点を挙げるだけでは「看護師に原因を押しつけている」ととらえられ、看護師が栄養管理に対して不信感をもつことにもつながりますので、グローバルビューで考えて、慎重にプレゼンを行なうことが大切です。

　チェックポイント「①消化態栄養剤の必要以上の長期使用」に関しては、消化態栄養剤を安易に長期使用することによって、CDADを惹起する可能性があること、消化態栄養剤が腸内細菌叢の正常化を遅らせ、CDの増殖を促進させている可能性があることを前述しました。さらに、成分栄養剤のアミノ酸がCDの発育を増進させるとの報告も紹介しました。読者の中には、消化態栄養剤がいかにも腸内細菌叢に害を与えるという悪のイメージをもたれた方がいるかもしれません。しかし消化態栄養剤は適切な使用によってCDADの発生を予防し、

さらにCDADの治療中に経腸栄養管理を行なう必要がある際に適応となる数少ない栄養剤の1つであり、必要不可欠な製品であると考えます。栄養剤の特徴を知ったうえでの使い方が大切です。

1 腸絨毛

　腸管を使用しないと腸絨毛は萎縮し、腸内細菌叢の量や質が変化します。**図表6-3**は腸絨毛の写真です。経口摂取の腸絨毛に比べ、半消化態、静脈栄養の順に萎縮しています。腸絨毛が萎縮すると栄養成分の吸収障害が起こるだけでなく、生理的免疫力も低下します。これにより原疾患の治癒が遅延し、合併症の発生原因となります。

　腸絨毛の萎縮を避けるためには、消化管を用いた栄養管理が必要です。腸絨毛が萎縮した環境においては、吸収能力が低下しているため、消化態栄養剤を適切な濃度と速度で使用する必要があります。その後は可能なかぎり半消化態栄養剤へ移行し、経口摂取を併用するなど、消化態栄養剤を長く使用することがないように取り組むことが重要です。

図表6-3　栄養素材別の腸管絨毛の表面積

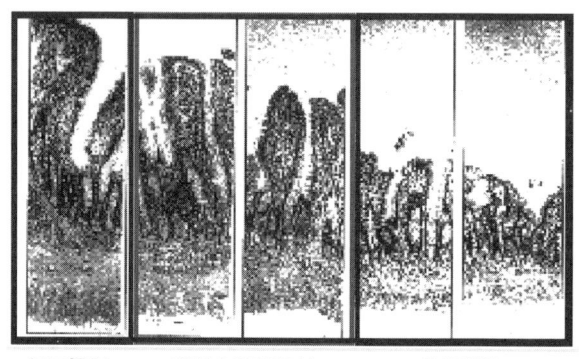

経口摂取　　半消化態栄養剤　　静脈栄養

2 吸収力

　図表6-4は、吸収が障害されている消化管における吸収試験の結果です。アミノ酸単体よりもペプチドのほうが早く吸収されており、興味深い結果です。消化態栄養剤であるエンテミール®R（テルモ株式会社）は、窒素源がペプチドの状態で含まれ、絶食が数日以上に及んだ場合や、侵襲などにより障害を受けた消化管における栄養管理には必要不可欠な栄養剤となります。

　消化管障害の程度により、濃度と投与速度を変えていきます。CDトキシン陽性患者で水様便を認める場合、**図表6-5**に示した0.5(kcal/ml)以下の濃度で、可能なかぎりゆっくりと投与し、水様便の改善

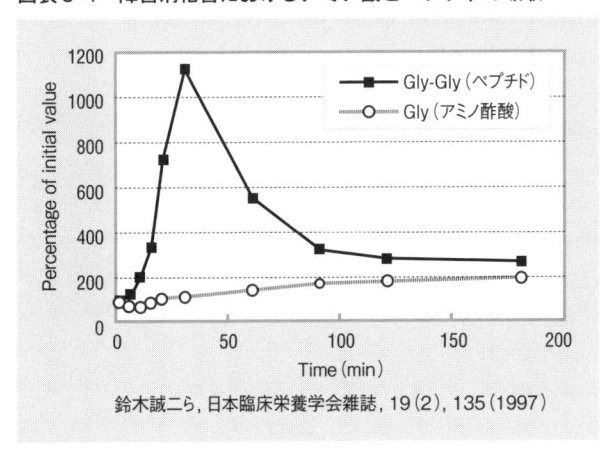

図表6-4　障害消化管におけるアミノ酸とペプチドの吸収

鈴木誠二ら, 日本臨床栄養学会雑誌, 19(2), 135 (1997)

図表6-5　実際のプラン

濃度調整の目安（薄く、速度が遅いほど下痢減）
＞1.0 kcal/mL…通常濃度（浸透圧400 mOsm/L）
＞0.75 kcal/mL…通常濃度（浸透圧300 mOsm/L）
＞0.5 kcal/mL…通常濃度（浸透圧200 mOsm/L）

	経腸栄養（EN）	EN栄養投与量
0.5 kcal/mL	〈24時間持続投与〉 エンテミール®R（100 g＋水660 mL） ※68 mL/h	400 kcal 15 g pro. Fluid＝660 mL

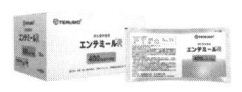

たんぱく質はペプチドに調整され、障害消化管でも吸収がよい。また粉末タイプであり、濃度調整が容易にできる

により片方ずつ徐々に濃度と速度を上げていきます。多量の水様便が続くと排便に伴ってアミノ酸が喪失し、低栄養を助長することが考えられます。エンテミール®Rは粉末であり、容易に濃度を調整できる利点があります。

　ただし、エンテミール®Rは無残渣のため、腸内細菌叢に与える影響が懸念されています。CDADを予防するうえで、前述のような消化態タイプでなければならない理由がないのなら、迅速に半消化態栄養剤に変更することが重要です。消化態栄養剤を適切に使用することで、患者ベネフィットの向上につながると考えられます。

§3 抗菌薬と整腸剤の適正使用

1 抗菌化学療法認定薬剤師

下痢が起きた場合、その原因が何であるのかをチームカンファレンスで検討することがあり、抗菌薬関連下痢症（AAD：Antibiotic-Associated Diarrhea）をしばしば疑います。

その際、抗菌化学療法認定薬剤師が、投与中の抗菌薬に応じた整腸剤を推薦します。そもそも薬剤師とは、治療薬物モニタリング（TDM：Therapeutic Drug Monitoring）を基に、抗菌薬の投与設計を助言するような役割を担う専門職ですが、抗菌化学療法認定薬剤師はそこからさらに治療へと一歩踏み込み、医師などとともに感染症の種類や病態に応じた抗菌薬の選択、そしてそれをどう使うべきかを議論できる存在です。医師はもちろん、NSTのメディカルスタッフにとっても心強い人材です。

2 プロバイオティクス

さて、栄養成分をどれだけ投与しても、吸収・代謝されなくては意味がありません。栄養サポートをする立場である我々管理栄養士は、下痢が続き、吸収・代謝が正常に行なわれていないのであれば、その原因を考える必要があります。ここからは、§1のチェックポイント「②急性下痢症における抗菌薬と整腸剤の適正使用」について概説します。

CDADの多くは、抗菌薬などにより腸内細菌叢が攪乱されてCDが増殖し、種々の条件下で発症することが知られています。入院患者の

Chapter 6　経腸栄養における下痢のリスク管理の実際

　腸内細菌叢の撹乱を招く代表格は抗菌薬とプロトンポンプ阻害薬（PPI）が考えられていますが、治療上どうしても使用しなければならない場合があります。それを補うものとしてプロバイオティクス[*1]が期待されていますが、整腸剤もその1つです。**図表6-6**に示した発生患者のうち、抗菌薬とPPIを使用していた患者は、それぞれ92.3％、63.2％と高率です。一方で、整腸剤を併用していた患者は54.1％と半数です。抗菌薬使用時に腸内環境を整える意味でプロバイオティクスを行なっていることを考慮しても、半数が発症しています。適切なプロバイオティクスの選択により、これらの発症が減ずる可能性が考えられます。

　たとえば、整腸剤であるビオフェルミン®とビオフェルミンR®のような同じ製品名の後にRが付加された製品は、抗菌薬に耐性をもった乳酸菌製剤という意味です。どんなに強い乳酸菌だろうと想像しますが、実際には配合された菌種名が違うことになります（**図表6-7**）。ビオフェルミンR®は、Streptococcus faecalisが菌種名になるため、ペニシリン系、カルバペネム系、ニューキノロン系、グリコペプチド系の抗菌薬に対しては耐性がありません。そのため、抗菌薬に応じた

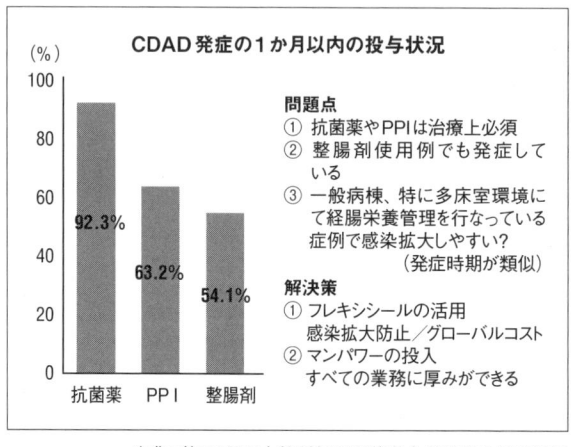

図表6-6　プロバイオティクス（整腸剤）とその菌種名

CDAD発症の1か月以内の投与状況

抗菌薬　92.3％
PPI　63.2％
整腸剤　54.1％

問題点
① 抗菌薬やPPIは治療上必須
② 整腸剤使用例でも発症している
③ 一般病棟、特に多床室環境にて経腸栄養管理を行なっている症例で感染拡大しやすい？
　（発症時期が類似）

解決策
① フレキシシールの活用
　感染拡大防止／グローバルコスト
② マンパワーの投入
　すべての業務に厚みができる

出典：第25回日本静脈経腸栄養学会学術集会発表資料

[*1] プロバイオティクス：人体によい影響を与える生菌を含む製品のことで、これを摂取することで、腸内細菌叢の改善が期待できる。2012年5月に発表された論文[4)]では、「抗菌薬投与時にプロバイオティクスを併用すると、抗菌薬関連の下痢症の相対リスクがほぼ半減する」と報告されている。

図表6-7　主な生菌製剤（医療用医薬品）とその使用菌種

製剤名	菌種
ビオフェルミン（武田-ビオフェルミン）	Streptococcus faecalis Bacillus subtilis
ビオフェルミンR〈錠〉（武田-ビオフェルミン）	Streptococcus faecalis
エンテロノンR（味の素ファルマ-味の素）	Streptococcus faecalis（BIO 4-R）
ラックビー微粒N（興和創薬-興和）	Bifidobacteriumの生菌
ラックビーR（興和創薬-興和）	Bifidobacterium longum
レベニン（わかもと）	Bifidobacterium infantis Lactobacillus acidophilus Streptococcus faecalis
レベニンS（わかもと）	Streptococcus faecalis Lactobacillus acidophilus Bifidobacterium longum
強力アタバニン「イナハタ」（大日本住友-日東薬品）	Streptococcus faecalis Lactobacillus acidophilus
ビオラクチス散（ヤクルト）	Lactobacillus casei
ラクボン散2%（和光堂-第一三共）	Lactobacillus sporogenes（Bacillus coagulansの1種）
ミヤBM細粒・錠（ミヤリサン）	Clostridium butyricum

図表6-8　抗菌薬使用時の整腸剤の選択

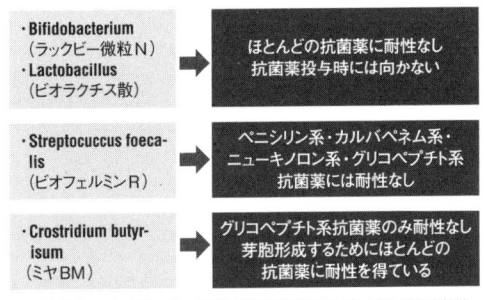

- Bifidobacterium（ラックビー微粒N）
- Lactobacillus（ビオラクチス散）
→ ほとんどの抗菌薬に耐性なし 抗菌薬投与時には向かない

- Streptocuccus foecalis（ビオフェルミンR）
→ ペニシリン系・カルバペネム系・ニューキノロン系・グリコペプチド系抗菌薬には耐性なし

- Crostridium butyrisum（ミヤBM）
→ グリコペプチド系抗菌薬のみ耐性なし 芽胞形成するためにほとんどの抗菌薬に耐性を得ている

使用抗菌薬に感受性のない整腸剤を選択することで、腸内により定着しやすく、下痢症状の予防改善につながると考えられる

整腸剤の選択が重要になります。**図表6-8**に示すとおり、ラックビー微粒N®やビオラクチス散®は、抗菌薬を用いていない場合は有用な製品でも、抗菌薬使用時には効果は期待できません。一方で、ミヤBM®は、Clostridium Difficileと同じClostridium属の乳酸菌であり、グリコペプチド系の抗菌薬以外すべての抗菌薬に対して耐性があります。それぞれの抗菌薬スペクトルに応じたプロバイオティクスの選択が重要であることがうかがえます。

抗菌薬使用時にプロバイオティクスを併用することで、AADの相対リスクが半減すると報告[4]されており、予防への効果が期待されます。CDADの治療におけるプロバイオティクスの効果に関して、藤井らの報告（**図表6-9**）があります。CDADの治療では、塩酸バンコマ

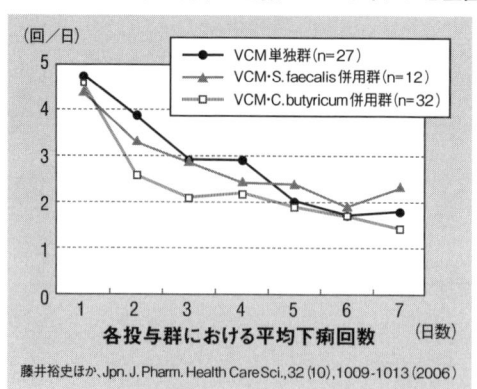

図表6-9　C. difficile関連下痢症状に対する塩酸バンコマイシンと生菌整腸剤の併用効果

藤井裕史ほか、Jpn. J. Pharm. Health Care Sci.,32(10),1009-1013(2006)

イシンが投与されますが、その単独群とStreptococcus faecalis併用群、Clostridium butyricum併用群の3群で効果が検討されています。下痢回数は、Clostridium butyricum併用群がもっとも低く、特に投与初期からの回数が少なくなっています。このようなデータを抗菌化学療法認定薬剤師の協力を得て示すことで、よりよいプレゼンにつながり、栄養管理を基盤にした適切な治療が実施される体制を切望します。特に栄養サポートに従事するメディカルスタッフは、整腸剤だけでなく市販されているプロバイオティクスのさまざまな製品を知り、その菌種を把握することも大切です。

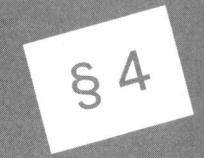

§4 CDAD感染の拡散防止策

1 CDの感染対策

　CDは芽胞形成菌であるため、好気的環境やアルコールやクロルヘキシジンなどの通常の消毒薬に対して耐性を示し、乾燥状態においても5か月間生存したという報告があります[5]。そのため外因性感染が多いとされ、CDトキシン陽性患者の発生時期が重なり、多床室環境であれば接触感染を疑うことになります。

　本邦では2007年4月に、厚生労働省医政局指導課より各都道府県等衛生主管部(局)院内感染対策主管課宛に「クロストリジウム・ディフィシル及び多剤耐性緑膿菌に係る院内感染対策の徹底について」の事務連絡が発出されています。この背景には、CDC(米国疾病予防管理センター)がCDの検出率が増加していると報告したこと、CDは院内感染菌として周知されているMRSA(メチシリン耐性黄色ブドウ球菌)やVRE(バンコマイシン耐性腸球菌)よりも対策が困難であるという理由、さらに北米地域および欧州地域などを中心に従来よりも重症で難治性の感染症が増加し、本邦においてもその感染が確認されたことがあり、対策が急務となっています。

　CDの主な感染経路は、糞便の経口感染を含めた接触感染であることから、感染対策として標準予防策の徹底に加えて、接触予防策を実施しなければなりません。CDは糞便に多く含まれるため、便失禁や排泄介助の症例から優先的に個室隔離もしくはコホーティングを行なうことが推奨されています。

　接触感染は手指を介しての伝播が多く、ディスポーザブル手袋の着用によりCDAD発生率が減少したとの報告[6]があることからも、手

袋の使用および着用前後の手洗いは重要であると言えます。CDは芽胞形成菌であるため、アルコールは効果が期待できません。アルコール手指消毒剤の使用とCDAD発生率には関連性がないとの報告もあります[7]。そのため、物理的に手指から菌を落とすことを目的とした、石けんを用いた流水による手洗いが基本です。また、環境衛生に留意し、糞便で汚染されやすい、または頻繁に接触する箇所などは十分な清拭清掃をし、複数の症例に使用する医療器具の衛生管理も重要とされています。

これらに用いる消毒薬に関しては、CDの芽胞を不活化し、環境消毒に安全に使用できる消毒薬がないため、CDCでは次亜塩素酸ナトリウム（5,000ppm）の使用を奨めています。CDADが多発している病棟において、次亜塩素酸ナトリウムによる環境消毒を行なったところ、その発生率が減少したとする報告や、環境表面のCD汚染率が減少し、アウトブレイクが終息したなどの報告があります[8〜10]。しかしながら、広範囲および高濃度の次亜塩素酸ナトリウムの使用は、人体への影響や材質劣化などの面から好ましくなく、日常的に行なう手指消毒や環境消毒への使用は避けることが望ましいと考えられます。

以上から、CDの拡散防止が難しい現実を理解できると思います。入院患者の下痢の20〜30％はCDによるものと報告され、特に集中治療室環境で多いと考えられます。実際の臨床現場においては、下痢を認めた瞬間に、直ちにCD陽性か否かの判断はできません。そのため経腸栄養管理下にある症例は、アルコールや通常の消毒薬に耐性があることを踏まえて、投与に用いるデバイスを介した感染拡大に注意する必要があり、ディスポーザブル製品が理想と考えられます。

2 閉鎖式便失禁管理システム

近年、集中治療室環境を中心として、下痢を認めた場合は躊躇せず閉鎖式便失禁管理システムを導入したという報告が散見されます。標

図表6-10　フレキシシールSIGNAL

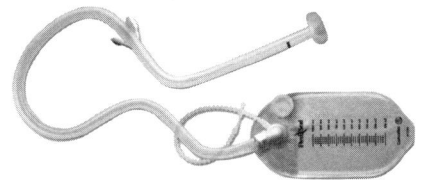

フレキシシールSIGNAL
便失禁管理システム。29日間使用可能。患者の水様便・泥状便を閉鎖的に回収管理することで、相互感染・皮膚損傷・創感染などの便失禁リスクの低減を目的とした製品。括約筋の機能を妨げないやわらかいチューブを採用しており、直腸内の局面に穏やかに適合するやわらかい低圧バルーン（32〜45mLの水で膨張させ固定）となっている。コレクションパウチは密閉デザインであり、便への接触がなくなり、創感染、交差感染、職業感染など、さまざまなリスクを低減できる（写真提供：コンバテックジャパン株式会社）

　準予防策に加えて、接触予防策を徹底することは、煩雑な集中治療領域では簡単なことではなく、スタッフ教育の限界を唱える報告もあります。そのなかでは、CDCを中心とした感染制御のための報告が引用されています。便失禁のある患者は優先的に隔離することが望ましく、発熱を伴った下痢の場合はCDADを疑い、多床室から個室環境にし、かつ、便失禁のある患者の排便管理を感染予防策に準じて徹底することとされ、この1つとして閉鎖式便失禁管理システムの活用にふれられています。

　閉鎖式便失禁管理システムであるフレキシシール®（**図表6-10**）は2004年に発売されています。適応は熱傷患者や臀部周囲の褥瘡患者、偽膜性腸炎、MRSA腸炎などの下痢による便失禁の患者、外傷患者などで、活用して奏功した報告があります。いずれも皮膚創傷リスクの低減、感染拡大リスク（便による漏れ）の低減、入院期間延長の原因となる合併症リスクの低減、創傷、手術創、熱傷創の保護、患者の尊厳回復などが述べられています。抗菌薬や消化態栄養剤の適切な使用やプロバイオティクスを用いた予防を講じたにもかかわらず、CDADがどうしても減少しない場合、感染予防策の再検討をすることが大切です。

　CDAD発症数は米国では増加傾向にあり、特に高齢者の発症率は高いと報告されています。超高齢社会である日本でも増加傾向であると推察されます。栄養学や薬理学的な発症予防策とともに、起きてしま

ったCDADに対して、院内環境レベルでアウトブレイクを防ぐ感染予防策を再検討することで、CDトキシン陽性率を抑制できる可能性がうかがえます。

3 組織全体で取り組むアウトブレイク対策

　このように発症予防とアウトブレイク対策などを多角的にとらえ、そのプレゼンが正論であったとしても、他職種の業務を迅速に変革させるためにはそのプロセスが大切になります。アウトブレイク対策は、組織の医療人全体が問題点を認識して取り組まなければならず、特に便失禁にかかわる業務を担う看護師と看護助手の認識が重要となります。看護師らも便失禁対策に関してはそれを制御する術を検討しているわけですから、CDAD対策のプレゼンを行なう際は、そのプロセスの段階で、まずは皮膚・排泄ケア認定（WOC：certified nurse in Wound, Ostomy and Continence Nursing）看護師など便失禁対策の専門家（中心人物）と意見を交換し、現状の問題点を共有し、その次にCDの感染対策を段階的に検討することが、CDトキシン陽性率の抑制をもたらす業務革新への近道となることでしょう。

　プレゼンはある事象を変革するための通過点にすぎず、そのためには渦中の専門職へプロセスコンサルテーション（援助関係を築く）を行ない、プレゼンはその渦中の専門職が担うことで、他職種の業務変革が迅速に進む場合があります。プレゼンの内容も大切ですが、いわゆる根回しも術として活用することが有用です。

§5 周辺患者への感染状況から考える

1 個人差が大きい腸内細菌叢

　腸内細菌叢は、食生活や基礎疾患、治療などにより菌種やそのバランスの個人差が大きいことで知られています。特に透析患者は、カリウム制限に伴う食物繊維の摂取不足、さらに投薬内容や透析中の低カリウム血症、水分出納の問題により、下痢と便秘を繰り返す症例が多く、腸内細菌叢が撹乱され、そのバランスや総量が健常人と比べて異なることが知られています。**図表6-11**に示すとおり、コントロール群(健常者)に比べ、HD 3ではパンを食べる習慣があると思われ、腸内細菌叢の多くがYeast菌で占められており、HD 2ではStreptococcus属が多く、おそらく整腸剤や下剤の習慣的な内服と思われる細菌叢など多彩な環境にあります。これらにより、腸内細菌叢は摂取物の影響を受けやすいことが理解できます。

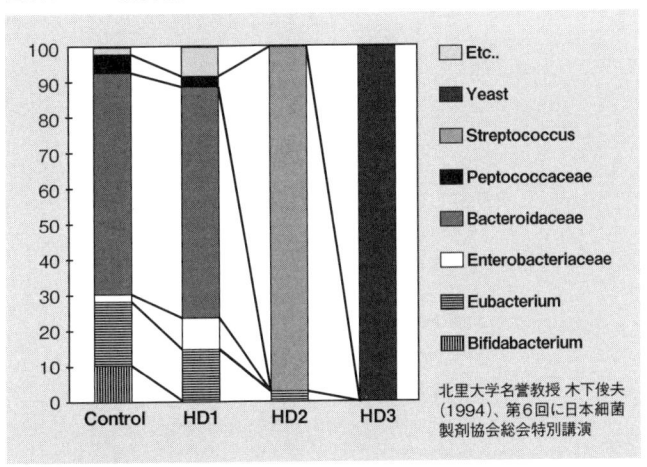

図表6-11　腸内細菌叢の個人差

北里大学名誉教授 木下俊夫
(1994)、第6回に日本細菌製剤協会総会特別講演

2 継続的感染調査の結果

　A病院では周辺患者の発症状況を調べるために、**図表6-12**に示す調査をしています。同室あるいは隣室環境で、どれだけの継続的感染が起きているのかを調べたものです。下痢を認めCDトキシン陽性となった場合、抗菌薬を10〜14日間（ガイドライン）投与することから、2週間以内の続発症例について調査しました。症例1でCDトキシンを認めた場合、同室または隣室で症例2のCDADが2週間以内に発症した場合を1ケースとし、さらに症例2でCDトキシンを認めた場合、同室または隣室で症例3が2週間以内に発症した場合も同じように1ケースとカウントしています。症例数としては合計で3症例とカウントしています。結果、同室発症は13ケースで計28症例でした（**図表6-13**）。また同一の看護師や看護助手が隣室を受けもつ場合があるとして、それを含めると31ケースとなり、計77症例でした。これは年間延べ170症例のうち45％にあたります。しかし、これらすべて

図表6-12　CDADの継続的感染モデル

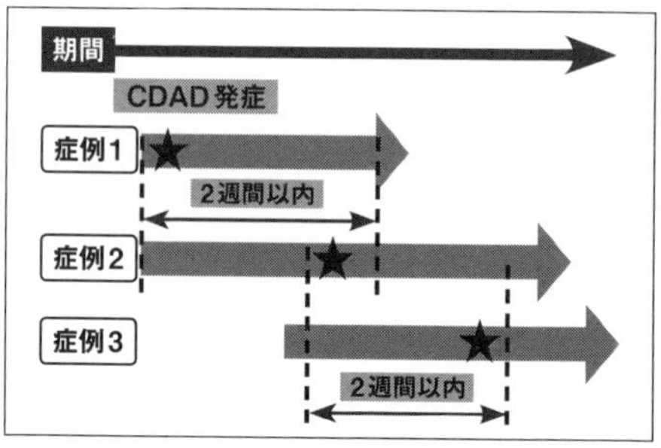

図表6-13　CDAD続発症例ケースの概要

〈2週間以内の続発症例〉

	ケース	症例数
同室での発症	13	28
隣室での発症	18	49
合計	31	77

※1年間でCDトキシンを検出した症例：全170症例

を院内感染とするには根拠が低いとし、今後の取り組みを見越した現状把握のための調査でした。A病院では、標準予防策や接触予防策などを徹底しているようですが、入院患者の高齢化が進んで肺炎や尿路感染症が多くなり、それに用いる抗菌薬の種類もペニシリン系複合といった、Bacteroidaceaeなどのグラム陰性桿菌に効果を有する抗菌薬の使用量が増加しています。このような腸内環境ではCDが増殖しやすく、またCDは外因感染が多いため、より徹底した感染制御の取り組みが期待されます。

　また、前出の170症例の栄養管理法をみると、消化管の使用率は87.0％でした（**図表6-14**）。経腸栄養が経口摂取より多い場合、経腸栄養管理のデバイスを介した接触感染が疑われますが、経口摂取が多い結果から、対応の仕方の参考となりそうです。

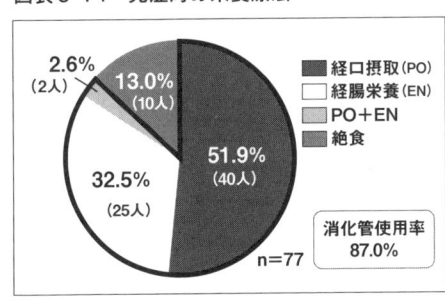

図表6-14　発症時の栄養療法

区分	割合	人数
経口摂取(PO)	51.9%	40人
経腸栄養(EN)	13.0%	10人
PO＋EN	2.6%	2人
絶食	32.5%	25人

n=77　消化管使用率 87.0％

§6 下痢を繰り返す患者への対応法

1 プロバイオティクスの選択の重要性

　下痢の繰り返しを認め、CDトキシンを検出する症例においても、感染予防策の徹底以外に、栄養療法としてプロバイオティクスの有用性が示されています。ここまで、その効果を得るためにはプロバイオティクスの種類が大切であることを述べてきました。**図表6-15**は、プロバイオティクスまたはプラセボ投与を受けた小児における抗菌薬関連下痢症の発症リスクについて検討した結果です。ほかの文献も含め、特にLactobacillus rhamnosus GG(LGG)の効果が報告されており、LGGが、腸管上皮バリアの破壊を抑制し、出血予防の効果も示す可能性が報告されています。プロバイオティクス(整腸剤含む)によって、問題の根本的解決を図ることは難しいと考えられますが、抗菌薬の種類に応じたプロバイオティクスの選択は重要です。

図表6-15　プロバイオティクスまたはプラセボ投与を受けた小児における抗菌薬関連下痢症発症リスク

研究	使用プロバイオティクス	処置群 (n/N)[a]	プラセボ群 (n/N)	相対リスク (95%CI)[b]	文献
1	L. rhamnosus GG	7/93	25/95	0.29 (0.13, 0.63)	31
2	L. rhamnosus GG	3/61	9/158	0.32 (0.09, 1.11)	32
3	L. acidophilus/B.	3/8	8/10	0.47 (0.18, 1.21)	33
4	L. acidophilus/L. bulgaricus	10/15	16/23	0.96 (0.61, 1.50)	34
5	B. lactis/S. thermophiles	13/80	24/77	0.52 (0.29, 0.95)	35
6	S. boulardii	4/119	22/127	0.19 (0.07, 0.55)	36
	合計	40/376	104/490	**0.44 (0.25, 0.77)**	

a) n, 下痢発症患者数；N, 対象とした患者数　　b) 95％信頼区間

さらにLGG菌が腸管上皮細胞の保護作用を有する・細胞間接着構造(腸管上皮バリア)の破壊を抑制するという報告※があった

※タカナシ乳業株式会社：日本農芸化学学会2012年発表資料

2 プレゼンテーションのポイント

　現在注目されている抗菌薬関連下痢症の中でも、CDADの予防について述べてきましたが、プレゼンテーションを行なう際、全体の面を捉えて点をさすことが大切です。CDAD対策としての栄養療法は、標準予防策や接触予防策を徹底したうえでの議論であり、その効果も絶対的なものではありません。しかし、栄養療法をしたほうがより効果があると知られてきました。

　CDADに関して、栄養療法という点をとらえる前に、CDの特徴と院内感染としての厚生労働省の通達や欧米の動向という面をとらえることが大切です。知識や技術を活かしたプレゼンは、信頼を得るために大切です。しかも、プレゼンをするたびに知識が増し、よりよいプレゼンに成長すると、誰もが感じていることでしょう。プレゼン成功の条件は、いまもっている知識や技術の豊かさよりも「枯れない情熱」だと確信しています。

● 参考文献

1) Susanne Hempel, et al:Probiotics for the Prevention and Treatment of Antibiotic-Associated Diarrhea. JAMA. May 9 . Vol 307 , No 18：1959 -1969 , 2012.

2) 足立聡　他：胃瘻下経腸栄養患者における下痢症の検討―Clostridium difficileの関与について―. 日本消化器病学会誌. 102(4)：484-485, 2005.

3) Karasawa T, et al：Effect of Arginine on Toxin Production by Clostridium difficile in Defined Medium. Microbiol Immunol. 41：581-585, 1997.

4) Susanne Hempel, et al：Probiotics for the Prevention and Treatment of Antibiotic-Associated Diarrhea. JAMA. May 9. Vol 307, No 18：1959 -1969, 2012.

5) A. Kramer et al：How long do nosocomial pathogens persist on inanimate surface? A systematic review. BMC Infection Disease, 6(130), 2006.

6) S. Johnson et al：Prospective, controlled study of vinyl glove use of to interrupt Clostridium difficile nosocomial transmission. The American Journal of Medicine,88, 137-140,1990.

7) J. M. Boyce et al：Lack of association between the increased incidence of Clostridium difficile-associated disease and the increasing use of alcohol-based handrubs. Infection Control and Hospital Epidemiology, 27(5), 479-483, 2006.

8) Jennie. L et al：Enviromental control to reduce transmission of Clostridium difficile. Clinical Infectious Disease, 31, 995-1000, 2000.

9) Kaatz.G.W.et al：Acquisition of Clostridium difficile from the hospital environment. American Journal of Epidemiology, 127(6), 1289-1294, 1988.

10) Kathleen. M et al：Use of hypochlorite solution to decrease rates of Clostridium difficile-associated diarrhea. Infection Control and Hospital Epidemiology, 28 (2), 205-207, 2007.

Chapter 7

褥瘡管理でめざす管理栄養士の病棟配置

§1 褥瘡から始まるチーム医療

1 褥瘡管理は栄養管理の重要性を示す好機

　褥瘡対策チーム(Pressure Ulcer Care Team：以下、PUT)を皮切りにしてさまざまな医療チームが誕生したという報告が散見されます。その理由としては、PUTの活動をとおして各専門職が知っていることやできることが明確となり、チーム医療の風土が築かれ、新たな専門領域のチームがつくりやすくなったことなどが考えられます。

　特に褥瘡管理には栄養管理が必須であり、PUTで取り組むことによって、多職種が栄養管理の重要性を認識します。それまでは栄養管理に対して無関心であった医療人も、褥瘡の治癒過程のなかで栄養管理の大切さを改めて実感し、その結果として、栄養管理への関心が生まれることがあります。実際、褥瘡管理における栄養管理の効果を追い風として、診療報酬がないなかでもNSTを発足する病院が増加し、またNST活動に拍車をかけた事例があります。

2 診療報酬に先駆けたNST活動

　着目すべきは、診療報酬がないのにNSTを立ち上げた病院が増加したという現象です。真のチーム医療を展開する病院には、「診療報酬があるからチームをつくった」のではなく、「多職種からNSTなどのチームを必要とする要望があったからつくった」ケースが多いように思います。必要に迫られてできたNSTは、優れた知識と活動力に満ちあふれたメディカルスタッフを誕生させ、さまざまな医療チーム

(以下、専門部隊)を引率していることがあります。その活動も非常に活発なことが多いと思います。

　一方、診療報酬面では、2002年10月に褥瘡対策未実施減算という形で褥瘡管理に関する診療報酬が新設され、褥瘡管理におけるチーム医療の必要性が広まり、現在までに多くの専門部隊の効果が報告されています。この時期より少し早く、日本静脈経腸栄養学会ではNSTプロジェクトを展開し、チーム医療の普及に努め、NSTの組織率が急上昇。この効果が評価されたことで、2006年に栄養管理実施加算、2010年にNST加算が新設されました。診療報酬新設以前に取り組みを始めた先駆的病院の成果が、これらの加算新設のバックボーンとなっています。

3　褥瘡管理を効果的に進めるための5つの条件

　褥瘡管理において多職種の栄養管理への関心を高めるためには、5つの条件を満たすことが大切です。

①褥瘡は目に見えて治癒したり悪化したりとその効果が一目瞭然であるため、適切な栄養計画を立案できるスキルとそれを実施できる体制の整備。

②褥瘡治癒のためには体圧分散が欠かせないので、看護師などの協力。

③局所ケアを行なうにあたっては薬剤の適切な使用が必要となるため、薬剤師の協力。

④病院や自宅などの生活空間のなかで、体圧分散や介助する際のノウハウに関して豊富な知識を有する理学療法士や作業療法士、さらに口から食べることを積極的にサポートするために言語聴覚士などのリハビリテーションスタッフの協力。

⑤チーム医療に真剣に取り組む医療人たちに対するFee（報酬）などによるやりがいへの支援体制。

図表7-1　褥瘡発生リスク

(在宅高齢者〈褥瘡あり290人、褥瘡なし456人〉での研究)

	Reference	Category	オッズ比	95%CI
低栄養	なし	あり	2.29	1.53-3.44
年齢	—	—	0.99	0.97-1.02
性別	男性	女性	0.95	0.63-1.44
要介護度	要介護3-5	自立	0.76	0.18-3.10
		要支援	1.31	0.44-3.89
		要介護1-2	1.3	0.60-2.80
脳血管疾患	なし	あり	0.54	0.36-0.80
糖尿病	なし	あり	1.2	0.70-2.05
ベッド上安静	なし	あり	1.91	1.14-3.22
座位	なし	あり	1.18	0.76-1.83
病的骨突出	なし	あり	1.43	0.95-2.16
関節拘縮	なし	あり	1.18	0.72-1.93
皮膚の湿潤	なし	あり	1.66	1.08-2.53
浮腫	なし	あり	1.28	0.86-1.91

Iizaka S, Okuwa M, Sugama J, Sanada H：The impact of malnutrition and nutrition-related factors on the development and severity of pressure ulcers in older patients receiving home care. Clin Nutr, 29(1), 47-53, 2010. より和訳

　褥瘡はこれらの条件がそろうことによって、予防や治癒がしやすくなりますし、褥瘡の治癒には多職種の協力が必要であるという共通認識が生まれます。結果的に多職種がやりがいをもって業務にあたるようになります。そして、各専門職の業務内容や専門知識、考えを多職種間ですり合わせていくなかで、栄養管理を含んだ医療水準の向上がもたらされます。多職種が栄養に興味をもつためには、褥瘡を皮切りに活動することが近道になると思います。

　褥瘡と栄養管理の関連性については、さまざまな視点からの報告があります。その1つが2010年に飯坂らが発表した在宅高齢者を対象とした研究で、褥瘡のリスクファクターとして低栄養がもっとも関連していると報告しています（**図表7-1**）。興味深いことにベッド上安静や病的骨突出などよりも低栄養のほうが、褥瘡のリスクファクターとしてのオッズ比が高くなっています。褥瘡管理における低栄養対策の重要性がうかがえます。

　多職種が褥瘡と栄養に興味をもって勉強を始めていますが、栄養管理は管理栄養士が担うべきです。多くの管理栄養士と学会などで会い、これまでの体験を語り合い、知識や見識をより高め合いたいと切に願っています。

§2 褥瘡ケアの歴史からわかるチーム医療の必要性

　約30年前、「褥瘡は看護の恥」という言葉が広まりました。一説として、ある裁判において脳外科病棟勤務の副婦長が「体位変換を2時間に1回以上行なっていれば、褥瘡はできない。褥瘡は看護の恥です」と証言したことが新聞に掲載されて広がったようです。その際、「褥瘡は看護怠慢」と記事にされ、時間が経ってもいまだに記憶から消えないのは、それだけ体圧分散が重要であるからでしょう。いまでももちろん、体圧分散は褥瘡予防策においてもっとも重要ですし、看護師の重要な役割の1つと考えられています。

　日本看護協会は、褥瘡領域における専門的知識や技術を有する看護師をエキスパートとして位置づける認定看護師制度を1997年に設け、皮膚・排泄ケア認定（WOC）看護師を輩出しました。現在、皮膚・排泄ケア認定看護師は全国の病院で、褥瘡の標準的管理体制構築のリーダーとして活躍しています。皮膚・排泄ケア認定看護師の担う分野は、栄養管理との関連が深いのが特徴です。低栄養が褥瘡の発生率を高め、治癒速度も栄養状態と相関するからです。管理栄養士にとって、栄養管理を理解している医療人の存在は、心強いものです。

　褥瘡の標準的治療が十分に確立されていない時代、褥瘡は死に至る病とされてきました。元日本褥瘡学会理事長の大浦武彦北海道大学名誉教授は「褥瘡は長く看護の問題とされ、医療の対象外だった。医学的研究もほとんどなく、いわば闇に隠された病気だった」と話し、1998年に日本褥瘡学会を設立。本格的な研究が始められました。「闇に隠された病気」であるがゆえ、学会を設立して多職種の参加を募り、さまざまな知恵を集結させる必要があったのです。

　その後、褥瘡発症の危険因子を積極的に究明し、ADL、身体状況、栄養状態、代謝障害、基礎疾患との関係を解明することに努力が払わ

れた結果、褥瘡の予防と治療・看護には多方面からの協力とアプローチが必要なことがわかり、「褥瘡は看護の恥」という言葉が払拭されました。わずか15年で、褥瘡治療領域の学問が大きく進歩したのです。そこにはチーム医療の成果がうかがえます。この時代の、褥瘡で苦しむ闘病生活を記した書籍があります[1]。

§3 症例から理解する栄養学的ポイント

1 看護師からの情報を理解する

　ここからは、褥瘡回診を行なう感覚で、実際の症例をベースに褥瘡治療における栄養学的側面からのポイントを整理していきます。褥瘡治療には多職種での情報の共有が大切ですので、専門職それぞれの言葉を理解し、プレゼンやディスカッションできるようになることを最終目標として、一緒に考えましょう。

●**看護師からの情報提供**

　呼吸苦と食欲不振を主訴とし、うっ血性心不全の診断で入院し、輸液、ハンプで加療中の症例です。血液検査では腎障害を認めていますが、利尿良好で、呼吸苦も改善しています。しかし、仙骨部に院外持ち込み褥瘡、Stage Ⅲ、DESIGN-RではD3－20点を認め、高機能マットを用いて体圧分散中です。

・DESIGN（D3-e1s6I3G4N6p0：20）
・体圧分散寝具名：高機能エアーマット
・主な栄養投与経路（経口・㊋経管㊌・経静脈）
・血清アルブミン値：2.3g/dL

　アセスメント力を習得するための出発点は、まずはこの看護師からの情報を理解できることです。褥瘡の発生箇所、深さと大きさ、炎症などの状態を観察し、その発生原因をもとに対処療法について理解し、さらにその褥瘡の予後に影響する因子を推察できるようになれば、必然とディスカッションが必要となり、さらに情報量が増します。この

過程を経ることで、いつの間にか褥瘡患者の栄養管理についてプレゼンができるようになるでしょう。そして真のチーム医療がもたらされたとき、治らなかった褥瘡が治癒したり、治癒期間が短縮したりと、チーム医療によるシナジー効果が生まれることを体感するに違いありません。

2 褥瘡回診のポイント

1 傷を見よう

　褥瘡が発生した部位は、我々に入院前の患者のADLを教えてくれるだけでなく、食生活や栄養状態についても示唆するものです。食事量が少なくなった結果、ADLが低下する場合や、脳梗塞や基礎疾患の悪化など何らかの原因でADLが低下した結果、食事を自力で十分摂取することが困難になる場合などがあり、発生部位から推測できる栄養関連情報は大切です。

　本症例では、仙骨部の褥瘡を認めています。そのため、寝たきりで体圧分散が十分にできていなかったことが考えられます。また食欲不振を主訴とし低アルブミン血症を認めていることより、しばらく食事をとっていなかったことも考えられます。さらにうっ血性心不全や低栄養は浮腫を惹起させますので、これがStage IIIまで進展した褥瘡が発生した原因として考えられます。最終的には、発生部位から考えられる褥瘡発生の原因から、現状のADLとうっ血性心不全の治療に合致した栄養計画にまで結びつけるアセスメントが大切です。

2 褥瘡の好発箇所はどこか？

　褥瘡は骨突出部位に好発しやすく、主にとる体位によって好発部位

は異なります。座位の場合は臀部や尾骨に、仰臥位では仙骨部や踵に、側臥位は大転子部に発生しやすくなります。臀部や尾骨に褥瘡がある患者は、座位にて自力での食事摂取が可能と思われますが、仙骨部や大転子部に褥瘡がある患者は自力での寝返りをほとんどしない、ADLのかなり低い生活が予想できます。

入院前、食事は自力で摂取できていたか、食事介助してくれる人はいたか、調理担当者はだれか、食事が十分摂取できなかった期間はどれくらいあったかなど、褥瘡の発生部位を聞いただけでも、看護師とディスカッションしたい内容がたくさん出てきます。

3 なぜ、褥瘡ができたのか？

体圧分散が不十分であった結果、褥瘡が発生します。これを予防するために、看護師などはアセスメントに基づいた体圧分散の看護計画を実践します。それでも発生した場合、原因の大きなウエイトを占めるのが栄養状態です。

褥瘡の発生部位と栄養状態は一見関係なく思えますが、低栄養に陥ることで褥瘡の発生率は増加し、治癒期間が延長することが知られています。低栄養では繊維芽細胞の分裂やコラーゲン生成が抑制されることなどにより、皮下組織が脆弱なものとなります。さらに循環障害が重なることで、組織への酸素や栄養素の運搬が阻害され、本来の細胞機能が低下し、細胞壊死を招く場合があります。一方、炎症細胞による壊死細胞の除去には、好中球に次いでマクロファージが遊走しますが、循環障害によりこれら貪食細胞の機能を低下させてしまう悪循環となります。この患者の場合、うっ血性心不全の診断で、低アルブミン血症がありますので、先述の浮腫や循環障害により、褥瘡ができやすく治癒しにくい環境であることが理解できると思います。

このほかに、なぜ褥瘡ができたのかを考えるうえで、褥瘡の定義や体圧分散、褥瘡悪化の可能性がある因子などを知ることで、より説得力のあるプレゼンとなります。

3 褥瘡治療に役立つツールと知識

1 褥瘡状態評価スケール

　褥瘡は、その発生場所と治療法によって、処置中を除き容易に観察することが難しい場合があるため、褥瘡の状態を写真で残す施設が多くあります。しかし、写真のみでは大きさの程度や滲出液の量、また感染兆候などを判断することが難しく、他者に褥瘡の状態を確実に伝えるツールが必要となります。言葉による評価スケールにはいくつかありますが、そのなかでも日本褥瘡学会の褥瘡状態評価スケールDESIGN-RとNPUAP（National Pressure Ulcer Advisory Panel：米国褥瘡諮問委員会）のStage分類は、褥瘡管理に携わる臨床現場で一般的に使用されており、最低限これを知っているとわかりやすくプレゼンできます。

2 DESIGN-RとNPUAPのStage分類

　図表7-2に示すとおり、DESIGN-Rとは、Depth（深さ）、Exudate（滲出液）、Size（大きさ）、Inflammation/Infection（炎症／感染）、Granulation tissue（肉芽組織）、Necrotic tissue（壊死組織）、Pocket（ポケット）のそれぞれの評価項目からなるものです。RはRatingの頭文字で、2008年に発表された改訂版を意味します。この各項目を評価することによって、写真を見ることなく褥瘡の状態を知ることができます。

　表記方法は、「D（またはd）点-E（またはe）点S（またはs）点I（またはi）点G（またはg）点N（またはn）点P（またはp）点：合計（点）」とし、それぞれの項目の評価を一見して識別することができます。また157ページのDESIGNの記載のとおりに、大文字と小文字を使い

図表7-2　DESIGN-R褥瘡経過評価用

DESIGN-R 褥瘡経過評価用			カルテ番号（　　　　） 患者氏名（　　　　）	月日	/ / / / / /
Depth 深さ　創内の一番深い部分で評価し、改善に伴い創底が浅くなった場合、これと相応の深さとして評価する					
d	0	皮膚損傷・発赤なし	D	3	皮下組織までの損傷
	1	持続する発赤		4	皮下組織を越える損傷
	2	真皮までの損傷		5	関節腔、体腔に至る損傷
				U	深さ判定が不能の場合
Exudate 滲出液					
e	0	なし	E	6	多量：1日2回以上のドレッシング交換を要する
	①1	少量：毎日のドレッシング交換を要しない			
	3	中等量：1日1回のドレッシング交換を要する			
Size 大きさ　皮膚損傷範囲を測定：[長径(cm)×長径と直交する最大値(cm)]					
s	0	皮膚損傷なし	S	15	100以上
	3	4未満			
	⑥6	4以上　16未満			
	8	16以上　36未満			
	9	36以上　64未満			
	12	64以上　100未満			
Inflammation/Infection 炎症/感染					
i	0	局所の炎症徴候なし	I	③3	局所の明らかな感染徴候あり（炎症徴候、膿、悪臭など）
	1	局所の炎症徴候あり（創周囲の発赤、腫脹、熱感、疼痛）		9	全身的影響あり（発熱など）
Granulation 肉芽組織					
g	0	治癒あるいは創が浅いため肉芽形成の評価ができない	G	④4	良性肉芽が、創面の10％以上50％未満を占める
	1	良性肉芽が創面の90％以上を占める		5	良性肉芽が、創面の10％未満を占める
	3	良性肉芽が創面の50％以上90％未満を占める		6	良性肉芽が全く形成されていない
Necrotic tissue 壊死組織　混在している場合は全体的に多い病態をもって評価する					
n	0	壊死組織なし	N	3	柔らかい壊死組織あり
				⑥6	硬く厚い密着した壊死組織あり
Pocket ポケット　毎回同じ体位で、ポケット全周（潰瘍面も含め）[長径(cm)×短径*1(cm)]から潰瘍の大きさを差し引いたもの					
p	⓪0	ポケットなし	P	6	4未満
				9	4以上16未満
				12	16以上36未満
				24	36以上
				合計*2	

©日本褥瘡学会/2008

部位[仙骨部、座骨部、大転子部、踵骨部、その他（　　　　）]
＊1："短径"とは"長径と直交する最大径"である
＊2：深さ（Depth：d.D）の得点は合計には加えない

分けることで、その重症度がさらに識別しやすくなります。

　DとEの間の－（ハイフン）は、従来のDESIGNとDESIGN-R（改訂版）を識別するためのもので、DESIGNではすべての項目の合計数を記していたのに対し、DESIGN-RではDを除く6項目（E、S、I、G、N、P）の合計点（0～66点）を記します。DESIGN-Rでの合計点は、統計学的な重症度を示すと報告され、患者間の比較ができるようになったことが、従来のDESIGNと大きく異なる点です。

　本症例（157ページ参照）では、「D 3 - e1 s6 I3 G4 N6 p0：20」と記されているため、DESIGN-Rの表記であることがわかり、20は

図表7-3　DESIGN-RとNPUAP分類

DESIGN-R 深さ (2008)	d0 皮膚損傷・発赤なし	d1 持続する発赤	d2 真皮までの損傷	D3 皮下組織までの損傷	D4 皮下組織を越える損傷	D5 関節腔・体腔に至る損傷	U 深さ判定が不能の場合
NPUAP 分類 (2007改訂版)		DTI疑い 圧力および/またはせん断力によって生じる皮下軟部組織の損傷に起因する、限局性の紫または栗色の皮膚変色、または血疱	ステージ I 通常骨突出部位に限局する消退しない発赤を伴う、損傷のない皮膚。暗色部位の明白な消退は起こらず、その色は周囲の皮膚と異なることがある	ステージ II スラフを伴わない、赤色または薄赤色の創底をもつ、浅い開放潰瘍として現れる真皮の部分欠損。壊れていないまたは開放した/破裂した血清で満たされた水疱として現れることがある	ステージ III 全層組織欠損。皮下脂肪は確認できるが、骨、腱、筋肉は露出していないことがある。スラフが存在することがあるが、組織欠損の深度がわからなくなるほどではない。ポケットやろう孔が存在することがある	ステージ IV 骨、腱、筋肉の露出を伴う全層組織欠損。黄色または黒色壊死が創底に存在することがある。ポケットやろう孔を伴うことが多い	判定不能 創底で、潰瘍の底面がスラフ（黄色、黄褐色、灰色または茶色）および/またはエスカー（黄褐色、茶色、または黒色）で覆われている全層組織欠損

褥瘡の重症度となります。看護師のプレゼンでは、D 3 - 20点と述べられており、治癒に伴い点数は小さくなっていきます。

　Depth（深さ）、Exudate（滲出液）、Size（大きさ）、Inflammation/Infection（炎症／感染）、Granulation tissue（肉芽組織）、Necrotic tissue（壊死組織）、Pocket（ポケット）のどの項目も栄養管理と深く関係しますが、特に栄養管理と関連の強い項目として、Exudate（滲出液）とGranulation tissue（肉芽組織）が挙げられます。滲出液は蛋白質（グロブリンやアルブミンなど）を含み、滲出液の量が多いということはそれだけ体蛋白質の損失があることを意味します。また、低栄養状態では、肉芽組織の増殖が妨げられることで治癒が遅延するばかりか、組織結合強度が減弱しPocket（ポケット）が拡大することも考えられます。

　褥瘡治癒が遷延する原因として低栄養が考えられた場合、適切な栄養計画の見直しが必要になります。高齢者が増加し、基礎疾患や合併症を併発した状態では、ただ単にエネルギー量や蛋白質量を増加することが奏功するとはかぎらず、逆効果になる場合やビタミン・微量元素欠乏なども考慮する必要性があるので、栄養管理の専門家が絶対に

必要となります。栄養管理を行なううえでも、DESIGN-Rという言葉の理解はプレゼンに必要不可欠であり、栄養管理が奏功しているかどうかの評価判定として用いることができます。

また、国際的に用いられるNPUAPのStage分類は、褥瘡の深達度分類の1つで、**図表7-3**に示すとおり、DESIGN-RからStage分類に置き換えることが可能です。DESIGN-Rのほうが情報量が多いためよく用いられていますが、従来から用いられてきたStage分類でプレゼンを行なう医療スタッフが少なくないため、理解していると便利です。

3　体圧分散

日本褥瘡学会では、「身体に加わった外力は骨と皮膚表皮の間の軟部組織の血流を低下、あるいは停止させる。この状況が一定時間持続されると組織は不可逆的な阻血性障害に陥り褥瘡となる」と定義しています。どんなに栄養状態がよくても、体圧分散をしなければ褥瘡は発生しますし、治りません。体圧分散の知識は大切です。

まれに、栄養状態がよくなっているのに褥瘡が治らないという問い合わせがありますが、その場合、外力の大きさを減少させるポジショニングやマットレスの選択が誤っていることがほとんどです。重力がある以上、全身の外力を減少させることはできませんので、特定の場所にかかる外力の持続時間を短縮することが大原則になります。

この体圧分散用具は**図表7-4**、**図表7-5**に示す[2]分類・素材でできています。その効果は**図表7-6**に示したとおり[3]です。「浮腫と病的骨突出（軽度・中等度）」のある患者に対して「体圧分散マットレスなし」の場合は66.0％の発症率ですが、「体圧分散マットレスあり」の場合は34.1％の発症率となり、実に31.9％もの差があることが述べられています。これらを踏まえて栄養評価をすることで、本来の栄養管理の効果を正しくとらえることができます。

図表7-4 体圧分散用具の分類

用語	定義
反応型マットレス	加圧した場合にのみ反応して、圧再分配特性を変化させる性能を有する電動または非電動のマットレス
能動型マットレス	加圧の有無にかかわらず圧再分配特性を変化させる性能を有する電動のマットレス
特殊ベッド	ベッドフレームとマットレスが一体になって機能するベッド
非電動マットレス	操作のために直流・交流を問わず電源を要しないマットレス
電動マットレス	操作のために直流・交流を問わず電源を要するマットレス
上敷マットレス	標準マットレス(圧再分配機能なし)の上に重ねて使用するマットレス
交換マットレス	ベッドフレームの上に直接置くようにデザインされたマットレス

図表7-5 体圧分散用具の素材

素材	定義
エア	空気で構成されているもの
ウォーター	水で構成されているもの
フォーム	ポリウレタンに発泡剤を入れてつくられたもの。弾性(復元力)の異なるフォームを重ねたものもある
ゲル	液体のような凝集状態でありながら、弾性の特性をもっているもの
ゴム	ゴムの弾性を示すエラストマーで構成されている。伸ばすこともでき、伸ばしたあとは元に戻る
ハイブリッド	複数の素材で構成されている
その他	上記以外の素材で構成されている

図表7-6 褥瘡発症率

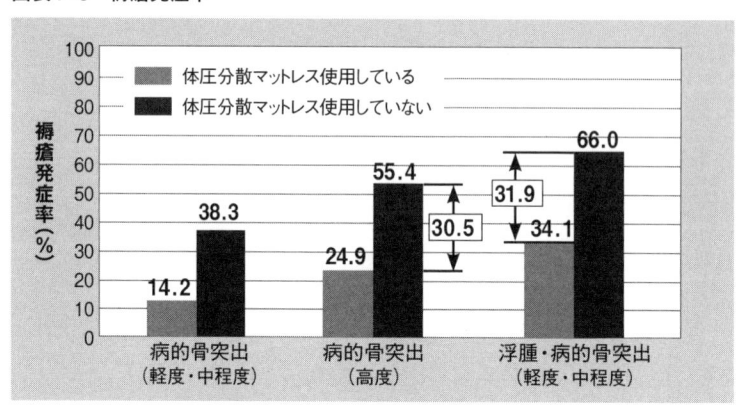

部位	体圧分散マットレス使用している	体圧分散マットレス使用していない	差
病的骨突出(軽度・中程度)	14.2	38.3	
病的骨突出(高度)	24.9	55.4	30.5
浮腫・病的骨突出(軽度・中程度)	34.1	66.0	31.9

§4 褥瘡とLBM

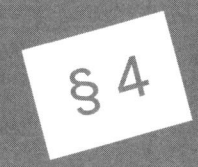

1 管理栄養士として褥瘡患者にできること

　他職種に対して、褥瘡管理においてなぜ栄養管理が必要なのかをプレゼンする場合、除脂肪体重（Lean Body Mass：以下、LBM）から説明するとわかりやすくなります。健常時のLBMを100％とした場合、LBMの減少に伴って、筋肉量の減少のみならずアルブミンをはじめとした内臓蛋白が減少し免疫能が低下、創傷治癒の遅延が引き起こされます。またLBMが70％以下になるとNitrogen Deathとなり、回復不能な生体適応性の障害から死に至ります。そのため、栄養管理の目的はLBMの減少を最小限に食い止めるか、改善することにあります。特に急性期における急速な病態変化を呈する重症患者の栄養管理の目標は、除脂肪体重を適切に保つ、または改善させることです。根本治療と並行した栄養療法により、LBMの減少を食い止めることが、LBMの機能を活かした褥瘡発生の予防および創傷治癒の促進として期待されます。そのためには入院後早い段階から適切な栄養アセスメントを行ない、LBM減少率を判定し、個々に応じた栄養計画を立案することが大切と考えられています。

　また、入院患者さんの高齢化により、入院初期から骨格筋量の少ない方が多く、こういった患者さんに適切な栄養ケアが行なわれない場合、長期入院が必要になる可能性があるため早期介入が重要です。以上の理由により、栄養療法は重要な治療法の1つとして考えられるようになっています。

2　創治癒とLBMの相関関係

　一般にLBMの減少は、主たる合併症と相関しています。15%以上のLBMの減少は創治癒を阻害し、LBMの減少がより大きいほど、創治癒は遅延します。30%以上のLBMの減少は褥瘡を容易に悪化させ、最終的に創離解も生じる可能性が高くなります。

　図表7-7に示したとおり、LBM減少率が10%未満のときは、創部は優先的に経口摂取由来の蛋白質が利用されます。20%程度のLBM減少時、蛋白質は創治癒とLBM維持に同等に利用されるため、創治癒の早さは遅延します。30%以上の減少時、つまり生存が脅かされている状況下においては、LBMが完全優位に経口摂取由来の蛋白質を利用しています。ゆえに、LBMが少なくとも一部回復してくるまで、創治癒は必然的に停止することになります。

　これらのことにより、創治癒のためにはLBMの維持、またはLBMをより増加させる栄養管理が重要であることが理解できます。

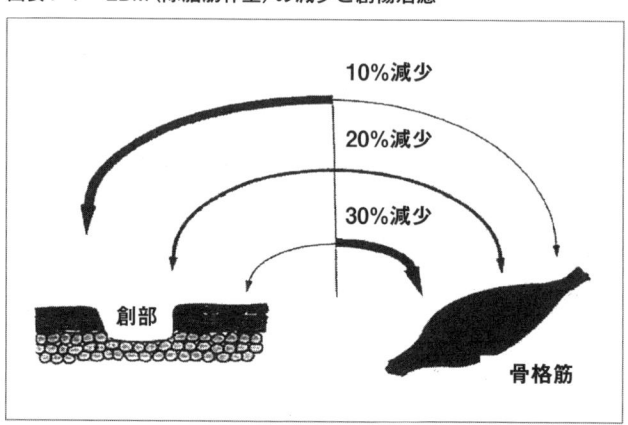

図表7-7　LBM（除脂肪体重）の減少と創傷治癒

Robert H. Demling. Nutrition, anabolism and wound healing process：an overview. P65-94, ePlasty, 2009. より和訳

§5 エネルギー量の設定と決定

1 ガイドラインの理解とエネルギー消費量の算出

　ここからはガイドラインに基づいた学際的な内容となります。具体的な栄養計画の立案をするにあたり、どう考えていくのか、日本褥瘡学会ガイドライン第3版（2012年）に準拠して概説します。

　エネルギー消費量の算出には、さまざまな報告があります。日本褥瘡学会ガイドライン第3版の褥瘡を有する患者の総エネルギー消費量の算出では、基礎エネルギー消費量の「1.5倍」とされ、推奨度Bです。推奨度の決定にあたり、大浦らのランダム化比較試験では、1日あたり300kcal付加して基礎エネルギー消費量の1.55倍を投与した群は、1.16倍の群と比較し、褥瘡の治癒速度が増したと報告され、これを根拠としています。一方、NPUAP & EPUAP（米国＆欧州褥瘡諮問委員会）ガイドラインでは、体重あたり30～35kcalとしています。両者は、あくまでも目安となりますので、常にエネルギー投与量の妥当性の評価が必要です。特に前者では基礎エネルギー消費量をベースに考えられており、この推定量が誤ってしまうと全体の数値も変動します。基礎エネルギー消費量の算出は**図表7-8**に示したほかにもいくつか報告されています。

　基礎エネルギー消費量を把握するにあたり、直接または間接カロリメトリーと呼ばれる専用機材を用いた方法で測定することができますが、高価であり所有する施設は限られます。そこで1つの目安として、計算式から算出します。Harris-Benedict（H-B）式では、算出するにあたり、性別、体重、身長、年齢の因子を用います。またCanadian Nutritional Guidelineの公式では、性別、年齢、体重を用いて算出

図表7-8　基礎エネルギー消費量の算出

- 直接カロリメトリー法 ｝測定機材を必要とする
- 間接カロリメトリー法
- Harris-Benedictの式（1919年）
  - 男性：基礎代謝量(kcal/day)＝66.47＋13.75W＋5.0H－6.75A
  - 女性：基礎代謝量(kcal/day)＝655.1＋9.56W＋1.85H－4.68A
    （※W：体重(kg)、H：身長(cm)、A：年齢(歳)）
- Canadian Nutritional Guideline（1990年）

男性：基礎代謝量(kcal/day)	女性：基礎代謝量(kcal/day)
18～30歳＝15.3×体重(kg)＋679	18～30歳＝14.7×体重(kg)＋496
30～60歳＝11.6×体重(kg)＋879	30～60歳＝8.7×体重(kg)＋829
＞60歳＝13.5×体重(kg)＋467	＞60歳＝10.5×体重(kg)＋596

することができます。結果から得られた基礎エネルギー消費量の評価は、日々の臨床経過によって判断します。これは簡単なことではなく、栄養の専門家としての意見が大切になります。我々は栄養の専門家として適切に評価し、他職種にわかりやすくプレゼンをすることが期待されているのです。

この症例（157ページ）ではカロリメトリー法が利用できない場合として、その推定量を計算式より決定します。

算出にあたり、式に用いる因子（82歳、女性、身長162cm、体重52kg）をアセスメントします。H-B式での結果は1,068kcalとなり、これにガイドライン係数1.5を乗じて、1,602kcalとなります。

2　主治医に対するプレゼン例

以下は、前述した褥瘡患者について、筆者が主治医へプレゼンする際の例です。

「エネルギー必要量は推定1,600kcalで、日本褥瘡学会ガイドラインから算出しました。今後、体脂肪や骨格筋量など、臨床経過に応じて再検討していきますので、初めは1,600kcal設定でよろしいですか？」

エネルギー量に関するプレゼン例ですが、実際はたんぱく質量やそ

の他の栄養素などをすべて鑑みたうえで行ない、主治医の質問に対して迅速に応えられるような準備をします。聞き手側が面倒に感じるなどいらだたせることのない配慮が大切です。筆者の場合、まずは端的に結果からプレゼンし、その後に結果に対する肉づけを話すよう心がけ、長いプレゼンや質問が多い場合は、プレゼンの場所や聞き手側の時間の有無を考慮するようしています。

　迅速に対応しなければならないことか否かの判断は重要です。ほんの少しの配慮によって、それ以降、根強い信頼関係が築けることも少なくありません。いまは栄養管理に対する他職種の理解が高まり、管理栄養士の意見が受け入れられやすい環境に変わってきています。しかし、適切な栄養管理を行なおうと思うほど、一刻も早い処方変更が必要なため、謙虚な姿勢と地道な努力が不可欠です。

§6 エネルギー投与量の評価

1 低栄養状態を確認する5つの指標

　患者個々人でエネルギー消費量は異なります。そのためエネルギー必要量を算出し、投与あるいは摂取（以下、投与）を開始したら、その量が妥当かどうか評価します。その評価の基準ですが、日本褥瘡学会ガイドライン第3版では、「浮腫や脱水がなければ、体重増加量を用いることが勧められる」とされ、推奨度Bとなっています。褥瘡患者に対する栄養介入の効果を検討した大浦らのランダム化比較試験[4]において、「栄養介入群の体重は12週後に有意に増加した（$p<0.001$）が、対照群では変化しなかった。また栄養介入群では褥瘡も早く縮小した（$p<0.001$）」という結果を示し、体重が指標になるとしました。NPUAP & EPUAPガイドラインにおいても同様で、「体重が減少すれば、体重を戻すための熱量を増やす必要がある」と示されています。

　また、日本褥瘡学会ガイドライン第3版では褥瘡発生の危険因子となる低栄養状態を確認する指標として、以下5つの指標を挙げており、これを応用すれば体重のみに偏った評価方法を避けることができます。

●褥瘡の危険因子を評価する指標
①炎症、脱水などなければ血清アルブミン値を用いてもよい。
②体重減少率を用いてもよい。
③喫食率（食事摂取量）を用いてもよい。
④主観的包括的栄養評価（SGA）を用いてもよい。
⑤高齢者にはMNA®（Mini Nutritional Assessment）を用いてもよい。

危険因子を評価する指標の5つのうち、③の食事摂取量に関しては、ブレーデンスケールにおける褥瘡発生のリスクアセスメント項目の1つに挙げられており、特に食事摂取率50％以下では、褥瘡発生リスクが高くなる報告があります。その他の項目においては、有用な文献が少なく、推奨度C1となっています。

　一方でEPUAP栄養ガイドラインでは、「望まない体重減少（過去6か月間に通常時体重の10％、または過去1か月間に5％を上回る減少）は、低栄養状態を示唆することがあり、定期的な体重測定を推奨」とされています。

　これら5つは本来、褥瘡発生の危険因子を評価する指標ですが、エネルギー投与量によって体重は変動しますし、5つの指標にも変化が生じます。これらを継続的に評価することで、エネルギー量の評価に応用することができます。体重だけを指標にしてしまうと、心不全や腎不全などの基礎疾患によって生じる浮腫などの影響を受けるため注意が必要です。

　また、褥瘡治癒のためには、LBM（除脂肪体重）を増加させるか、維持することが目標のため、可能であればインピーダンスを利用した体構成成分分析を行ない（「in Body」などを用いることで診療報酬が算定できる）、LBMの増減をモニターすることでより精度の高い評価ができます。このほかにも蛋白質や微量元素などの質、投与量によっても、5つの指標に影響が生じるため、一定期間ごとに評価をし、繰り返した栄養計画の立案が大切です。また亜鉛などの栄養素によっては、血液検査など単に細胞外液成分の定量のみでは欠乏量の評価が難しいものがあり、この場合、複雑な栄養代謝を知らないと正しい判断ができません。そのため重症例ほど栄養の専門家が必要と考えられています。

§7 蛋白質量はどうするか？

1 加齢を考慮した投与量の決定

　日本褥瘡学会ガイドライン第3版では数字の明確な提示を見送り、「必要量に見合った蛋白質を補給することが勧められる」とされています。文献中には、経腸栄養にて蛋白質エネルギー比25％の高蛋白質栄養剤の投与を行なった場合、一般の栄養剤と比べ、より褥瘡面積の縮小を認めた報告があります。

　一方で、ランダム化比較試験において、エネルギーと蛋白質などを含んだ栄養剤を追加した群で、より褥瘡治癒率が高くPUSHスコアの改善を示したものの、エネルギー、蛋白質の追加量と褥瘡治癒率およびPUSHスコアの比較では差がなかったと報告されています。相反する文献があり、現状では有用な文献が少ないとの理由で、本邦のガイドラインでは推奨量値の提示を見送っています。これには基礎疾患を認める高齢者が増加している背景と、加齢に伴う生理的な臓器機能の低下が個々で異なり、単純なランダム化比較試験では評価が難しくなっている背景などがうかがえます。NPUAP & EPUAPガイドラインでは、「疾患を考慮しながら」という条件つきで「1.25～1.5g/kg/日」とされていますが、高齢者が急速に増加する本邦では、単に真似をすると高窒素血症を招くこともあります。

　図表7-9に加齢に伴った生理的機能の減退率を示していますが、80歳を超えると糸球体ろ過率は60ml/分/1.73m^{2}以下となり、慢性腎疾患（CKD）と診断されるレベルに近づきますので、加齢に伴う栄養素の体内代謝を考慮したうえで、蛋白質投与量を決定することが大切です。実践的には、明らかな腎不全や肝不全などがある場合は、重

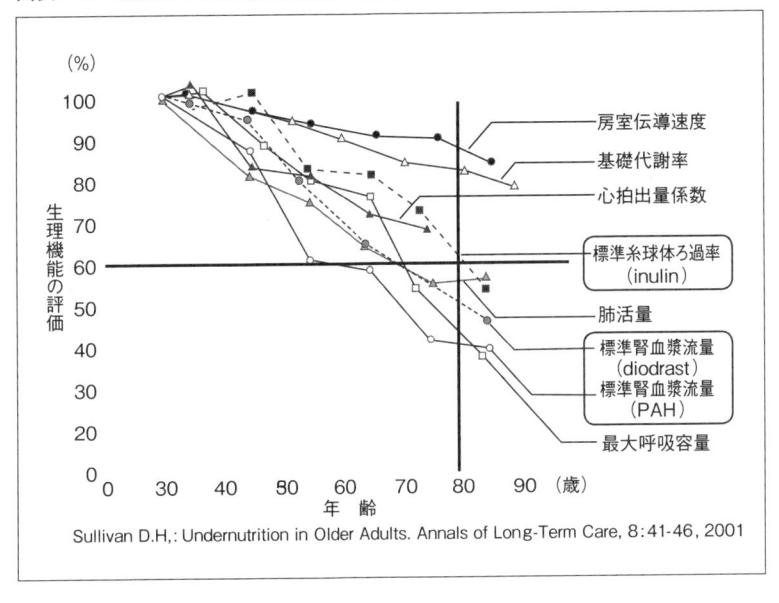

図表7-9　加齢に伴った生理的機能の減退率

Sullivan D.H,: Undernutrition in Older Adults. Annals of Long-Term Care, 8:41-46, 2001

症度に応じて0.6〜0.8g/kg/日から開始し、BUN/Creの上昇、尿蛋白の排泄量やNH_3などを確認しながら蛋白質を増量することが日本褥瘡学会ガイドライン第3版よりうかがえます。症例によっては2.0g/kg/日以上必要としたことで褥瘡治癒が奏功する報告もあり、個々の特徴に応じた投与量の設定とします。もはや褥瘡や低アルブミン血症に対して、単に蛋白質を増量すればよい時代ではないのです。

2　質の評価の重要性

　さらに、より専門的な内容になりますが、BUN上昇を評価する際は、脱水や蛋白質量の問題だけではなく、その質（蛋白質を構成する各々のアミノ酸価、アミノ酸スコア）を評価することが大切です。同投与量の蛋白質で、アミノ酸スコアが100であったとしても、それを構成する各々のアミノ酸量と、各々の基礎疾患を患った症例（血中アミノ酸パターンに特徴があります）によって栄養代謝が異なり、その結果としてBUN値が変動します。基礎疾患ごとのアミノ酸パターンに関

しては、いくつかの文献で散見できます。それを考慮したアミノ酸の質と蛋白質総投与量を評価することで、検査値に惑わされない栄養評価を行なうことができます。

§8 創傷治癒過程に必要な栄養素

1 最適な量の調整

　褥瘡の栄養管理では、エネルギー必要量および腎機能を鑑みた蛋白質量の推定から、日々の栄養評価によって最適な量を探るような再調整を繰り返していきます。そして次のステージでは、それと同時に創傷治癒過程で必須となる**図表7-10**に示したアミノ酸や微量元素、ビタミンについて考えなければなりません。

　高齢者の摂取基準は成人と比べると少量ですが、日本人の食事摂取

図表7-10　創傷治癒に必要な栄養素

必要とされるもの		作用
栄養素	血中蛋白質	不足すると繊維芽細胞の増殖が阻害され、コラーゲンやグリコサミノグリカンなどの合成低下
アミノ酸	グリシン プロリンおよびヒドロキシプロリン アラニン	コラーゲンを構成する主なアミノ酸
	アルギニン	プロリンの前駆体、NO基質
	グルタミン	プロリンの前駆体
ビタミン	ビタミンC（アスコルビン酸）	コラーゲン合成時に必要
	ビタミンA	不足すると繊維芽細胞の分化を阻害
	ビタミンK	肝臓での凝固因子合成に必要
微量元素	鉄	組織への酸素運搬に必要。不足はコラーゲン合成障害を引き起こす
	亜鉛	細胞増殖にかかわるさまざまな酸素の活性に重要
	マグネシウム	コラーゲン合成時に必要
	銅 カルシウム	コラゲナーゼ活性の維持に重要
酵素		コラーゲン合成、創傷治癒過程における各種の代謝反応に必要
ホルモン	インスリン 成長ホルモン グルココルチコイド 甲状腺刺激ホルモン 女性ホルモン	炎症、血管内皮細胞の増殖、コラーゲンの合成、肉芽組織の成熟に必要

図表7-11 栄養素と関連している身体所見

疑われる不足栄養素		身体所見、症状
エネルギー、蛋白質		体重減少 上腕筋囲（AC）の減少（骨格筋量の減少） 上腕三頭筋部皮下脂肪厚（TSF）の減少（体脂肪量の減少） パラフィン様皮膚（主に蛋白質） 浮腫（低Alb血症を示唆するが心不全・腎不全の鑑別も要）
必須脂肪酸		うろこ状皮膚
微量元素	鉄	貧血、スプーン爪
	亜鉛	顔面・会陰部より始まる皮疹、味覚異常、創傷治癒遅延
	銅	貧血、毛髪の色素脱失
ミネラル	ビタミンA	皮膚の乾燥、夜盲症
	ビタミンC	創傷治癒遅延、歯肉炎

大村健二：栄養管理でみるみる治る褥瘡治療のコツ基礎がわかるとこんなに違う，P23，南江堂，2012．

基準に示された量を摂っていたとしても、病態の影響でその必要量が増すことがありますし、また吸収不良を起こした場合なども欠乏症状が生じます。エネルギーや蛋白質を十分投与していても創傷治癒が難渋した場合や、**図表7-11**に示す欠乏所見を認めた場合には再点検します。

2 治癒過程で必須となる栄養素

1 アルギニン（侵襲時必須アミノ酸）

（1）褥瘡予防・治療ガイドライン（第3版）

アルギニン9g/日を完治まで摂取した群と、過去に治癒した群を比較すると、文献から予測される治癒までに要する時間が前者ではより短縮したと報告がありますが、そもそもの症例の栄養状態が不明であったため、推奨度を上げる有用な文献がありません。

(2) 効果

　体内で合成されるアミノ酸の一種であり、褥瘡発生を含めた侵襲時には、その必要量が増加するため、侵襲時必須アミノ酸と呼ばれます。アルギニンはその代謝産物である一酸化窒素（NO）やオルニチンだけでなくサイトカインなどのメディエーターを介し、またそれらを複雑に絡み合わせてさまざまな効果を発揮します。これは褥創治療に必要な炎症の沈静化、壊死細胞の除去、細胞修復、循環維持（酸素・栄養の運搬）に必要なプロセスであり、褥瘡治療といえばアルギニンとまで連想されるゆえんです。

　しかし、あえて特記すべきことは、アルギニン投与のデメリットです。重症な敗血症などの病態下ではNO産生により炎症反応の増悪、組織障害、血圧低下を惹起させてしまい、重症敗血症患者におけるアルギニンを含む免疫調整組成栄養剤の投与は死亡率を増加させる報告があります。ESPENガイドラインでは、APACHE Ⅱ スコア15未満の患者への投与が推奨されています。一方では前述したとおりアルギニンはアミノ酸であり、必要とされるエネルギー量の充足下において体内で有効に働くため、エネルギー不足下ではBUN高値を招きます。アルギニンの体内動態を念頭に置き、投与量を評価することが大切です。

2　亜鉛

　亜鉛に関しては、1～2か月間、硫酸亜鉛200mg/日を投与した群とプラセボ群間で、創傷治癒に差異がなかったと報告がありますが、その論文では症例数が少なく、医療処置や栄養状態が明確に示されていないため、推奨度を上げるには至っていません。一方でNPUAP-EPUAPガイドラインでは、「亜鉛欠乏時は40mg/日以上の補給をする」とされています。

3　ビタミンC（アスコルビン酸）

　アスコルビン酸は、ランダム化比較試験で、500mgのアスコルビン酸を1日2回投与した群とプラセボ群において、アスコルビン酸を投与した群のほうがより褥瘡総面積の減少を認めた報告がありますが、症例数が少なく、「欠乏がないように補給してもよい」とされました。

§9 開始時の栄養療法

症例（157ページ）に戻ります。

この症例の栄養計画を考えるうえでの焦点は、「褥瘡」「うっ血心不全（ハンプ加療で利尿良好、呼吸苦改善）」「腎機能障害」です。ガイドラインに沿って考えます。

1 エネルギー量設定の考え方

エネルギー量は、褥瘡学会ガイドラインに則りBEE×1.5として、その後の体重増減で評価します。ただし、呼吸苦を伴ったうっ血性心不全であるので、サードスペースへの体液貯留による影響で、治療が奏功するにつれ急激な体重（過剰な体液）減少（改善）が見込まれるため、in-out量を経時的にモニタリングしながら、真の体重増減を評価します。具体的には、心不全治療が奏功するまで（奏功後1週間程度）はBEE×1.5のエネルギー量で管理し、体重や身体計測値、アルブミン値などの評価によりエネルギー量の増減を検討します。浮腫を伴っている場合は、栄養素や酸素が末梢組織へ輸送されにくく、また高血糖に注意します。

2 蛋白質量

腎機能障害を認めることから、0.6～0.8g/kg/日より開始し、BUN/Cre値の変動や尿蛋白質排泄量の評価を行ない、徐々に増量を検討していきます。この際、エネルギー投与量との関係（NPC/N）を

考慮し、エネルギー量充足下で蛋白質投与量を決定します。

3 特殊な栄養素（ビタミン・微量元素含む）

　蛋白質代謝に関与する「亜鉛」や酸素運搬に関与する「鉄」の不足がないよう気をつけます。また「アルギニン」の推奨度はＣ１（根拠がかぎられているが行なってもよい）であり、有益性が考えられれば高窒素血症などに注意して投与を検討します。またビタミンは補酵素として重要な働きがあるため、不足しない量の投与が原則です。

＊

　以上の骨子をプレゼンし、症例を積み重ねることで、必然とチームメンバーは栄養管理を学び、信頼関係が構築されていきます。

§10 経過中の回診

　経過は**図表7-12**のとおりです。DESIGN-Rでは、同じD3で、20点から16点へ改善しています。アルブミン値も上昇しています。よって褥瘡は改善傾向にあり、栄養療法は奏功していることをプレゼンしましょう。栄養療法のみの効果ではないのかもしれませんが、具体的に何がよかったというよりも、チームアプローチの成果です。各職種が集まるチームの中で、褒め合うことも志気を高めるために大切なことです。

　また、もっと詳しくDESIGN-Rを分析すると、e→E（滲出液増加）、I→i（感染改善）、G→G（肉芽組織不変）となっており、治癒過程中

図表7-12　症例の経過

	開始時	経過中	終了時
D（深さ）	3	3	0
E（滲出液）	1	3	0
S（大きさ）	6	6	0
I（炎症／感染）	3	0	0
G（肉芽組織）	4	4	0
N（壊死組織）	6	3	0
P（ポケット）	0	0	0
体圧分散	高機能マット	→	→
栄養補給法	経腸栄養	→	→
アルブミン値	2.3g/dℓ	2.7g/dℓ	3.0g/dℓ

でこの現象に気づいたとき、蛋白質量の増量、あるいはアルギニンなど肉芽組織の原料の供給を考えるギアチェンジの時期がうかがえます。回診メンバーへ提案して検討し、チームで方針を決定していく過程において、チームの一体感が向上することが考えられます。

　栄養管理では、投与した栄養素と酸素がうまく末梢組織に運ばれる環境が重要なので、栄養状態が改善されない場合は、これを阻害する呼吸不全や貧血、浮腫がないかを検討します。

§11 チーム医療の実践をとおして、医療人として生きる意味を考える

1 管理栄養士は「ことば」をうまく伝える力を！

　筆者が初めて病棟専属の管理栄養士として配属された2000年のこと。ナースステーションでカルテを見ていると、「何をしているのですか？　栄養士がなぜここにいるのですか？　暇なのですか？」と、立て続けに詰問されました。入職早々に衝撃的な出来事でしたが、それでもめげずに病棟へ上がり、栄養アセスメントを次々と行ないました。病棟で過ごす時間が増えるとともに、看護師のみならずクラークや介護福祉士などと話す機会が増し、彼らを手伝う仕事も増え、気がつけば温かく迎えられるような空気に変わりました。その後、栄養サポートの大切さが病棟内に浸透していくのを、肌で感じられるようになりました。

　このような多職種とのかかわりのなかで、相手に共鳴される「ことば」を探すようになり、「ことばの力」に対する意識を高めるに至ったのです。

　患者さんからの管理栄養士の評判がよくなるにつれ、看護師ばかりでなく、医師からも信頼されるようになりました。医師や看護師と協働しながら症例一つひとつを大切に診ていくなかで、難渋症例に悩み、考え、試行錯誤の末に急激に症状が寛解して喜びを共感し合うことで、強力な信頼関係が築けました。まだNSTがない時代でしたが、それはチーム医療の原点であったと思います。

　そして、この信頼関係を築くうえで欠かせなかったのが、栄養学的な理論をベースに患者さんの栄養状態の臨床経過をわかりやすく説明できる力でした。

こうした多職種との関係は深いものとなり、会話の内容も業務の範囲を超えて、本邦の医療制度や医師教育から、将来の目標、趣味などへと広がっていきました。やがて病院という職場の枠を超えて皆で食事会にも行くようになり、チーム全員が一心同体となっているように思えるほど、信頼関係が強くなりました。

　この頃、仲間の1人の医師からの「あなたの生きる意味はあるか？」という一言が、いまも深く心に刻まれています。その答えはいつでも1つ、「生きる意味はある」。生きる意味があると思えることを日々実践していくことで、常に目標を掲げる習慣ができ、強靱な心身を維持できるからです。

2　生きる意味は何か？

　それでは、自分が生きる意味は何か？　その答えを自分自身で出すことは難しいものですが、他者の存在や言葉から自分の存在する価値や必要性を認識できるようになります。そして、自分の存在や言葉も他者に影響を及ぼすことを知り、それを大切に考えるようになり、その相互関係がまさにチーム医療に直結した考えとなっていきました。

　一方、同じチームの別の外科医からは、医師としての臨床現場での立ち位置、考え方、そして生き方について学びました。ONとOFFに応じた口調の使い分けや限られた時間の活用法など、彼から学ぶことは山ほどありました。そしてときには本音で抗論することも……。筆者にとっては兄のような存在であり、病院内では時間の許すかぎり一緒に行動し、栄養サポートの大切さや、NSTなどのチーム医療の必要性を話して回りました。ほかの医療人からは「コバンザメ」とまで言われましたが、栄養管理やチーム医療の重要性を理解した医師と行動をともにすることで、その重要性が院内に浸透しました。

　これは2人によるチーム医療効果であり、筆者1人では到底不可能でした。この外科医は、困ったときはいつも一緒に考え、泣き、とも

に喜んでくれました。先人の言葉を借りると、出会いとは日々の行ないがもたらすものです。多くの方との出会いに感謝し、地道ながらも患者さん一人ひとりに対して真面目に栄養サポートを行なうことを大切にしています。

　勘違いされやすいのですが、両医師とも最初から「栄養管理」「NST」「チーム医療」などに関心があったわけではありません。いまもなお「理解ある医師がいてよかったですね」とさみしいことを言われますが、大切なのは栄養管理のプロである管理栄養士が、その思いを「うまく」伝え、栄養管理に理解ある医師になってもらえるように意識を方向づけすること。夢の実現のためには、臨床医からの信用が絶対条件であると考えています。

● 参考文献
1) 大浦武彦監修, 大住章二：褥瘡―余命宣告からの脱出―. 雲母書房.
2) 日本褥瘡学会編集：褥瘡ガイドブック. p153, 2012.
3) http://www.jokuso-drohura.ne.jp/research 3 /index-f4.html
4) Ohura T, Nakajo T, Okada S, et al : Evaluation of effects of nutrition intervention on healing of pressure ulcers and nutritional status : randomized controlled trial. Wound Repair Reren, 19 : 330-336, 2011.

おわりに

　10年以上前、管理栄養士が病棟業務をする病院が少ない時代でしたが、臨床栄養管理の空気が芽生え始めたことも幸いし、本格的な臨床栄養管理がスタートしました。その内容は、全入院患者に対する栄養スクリーニングおよび栄養アセスメント、個人栄養指導の実施でした。当時の管理栄養士が算定できる加算は栄養指導のみでしたが、医師の協力もあり、病棟に多くの管理栄養士を配置してもらえるように実績を積み重ねることを指示されました。当時は管理栄養士の病棟配置によって算定できる加算などありません。臨床現場で栄養サポートを行なうには相当の情熱と勇気、そして決断が必要な時代でした。

　無我夢中で患者さんにかかわるうちに看護師からの依頼が増加し、看護補助のような業務が増え、やがて管理栄養士は病棟でなくてはならない存在となりました。このとき管理栄養士1人が診る患者さんは1日約100人。尋常な業務量ではありませんでしたが、枯れない情熱と患者さんからの感謝の言葉が己を支え、成長させてくれたと感じています。

　誰しも「こうなりたい」「こうしたい」という目標や夢があることでしょう。しかし、それを達成するために実際に行動を起こす人はごく一握りです。行動を起こさなかった多くは「私だってできる」と言うかもしれません。しかし、行動したか否かの差は結果として大きな違いを生み、そして行動した者のみが、文字や言葉にできない暗黙知を学ぶのです。暗黙知を人に伝えることは難しいのですが、「ことばの力」によって本書で伝えることができればと願っています。

　わずか500年前の戦場では負傷時の出血に対し、焼ゴテや熱した油を用いた止血を施していました。医学も栄養学も日進月歩で、医療人は学問の進歩に追随し、日々学習をして医療現場に立ち、診療を行なっています。病院で働く専門職は、それぞれの専門科学を学びます。栄養管理に関する知識を中心に学ぶのは管理栄養士であり、管理栄養

士は栄養管理に関する知識や技術を啓発・普及する役割があると考えています。

　栄養経営士とは、これまで述べてきた臨床栄養管理という病棟業務を多職種協働のなかでマネジメントし、病院経営に貢献していくための使命をもった存在です。臨床栄養管理における知識の習得は、専門職である管理栄養士にとって不可欠ですが、単なる知識の習得に留めず、その知識をチーム、そして病院経営にフィードバックしていくためのマネジメントスキルの習得に努めていただきたいと思います。

　管理栄養士自身が管理栄養士の未来を切り開くために、栄養経営士の力が求められています。

真壁　昇

● 著者

真壁　昇（まかべ・のぼる）
関西電力病院疾患栄養治療センター
美作大学客員准教授

1999年、北里大学保健衛生専門学院臨床栄養科卒業。1999～2000年、聖マリアンナ医科大学横浜市西部病院インターン。2000～2004年、医療法人財団松圓会東葛クリニック病院栄養部臨床栄養課、同NSTディレクター。2004～2013年、社会医療法人近森会臨床栄養部近森病院栄養サポートセンター科長、同NSTアソシエイトディレクター。2011年、美作大学大学院臨床准教授。2014年より現職。
管理栄養士、がん病態栄養専門管理栄養士、NST専門療法士、日本褥瘡学会認定師。

〔所属学会等〕
一般社団法人日本栄養経営実践協会理事、日本褥瘡学会評議員＆ガイドライン策定委員、日本病態栄養学会代議員、日本臨床栄養協会評議員、日本静脈経腸栄養学会学術評議員、日本メディカルダイエッシャン研究会評議員

〔著書〕
『栄養管理・食事指導エキスパートガイド』（南山堂）、『リハビリテーション栄養ケーススタディ』（医歯薬出版）、『ベッドサイド栄養管理のはじめかた』（メディカ出版）、『すぐに使える栄養管理事例50』（日本医療企画）、『経腸栄養バイブル』（日本医事新報社）、『胃ろう（PEG）ケアと栄養剤投与法』（照林社）など。
月刊「ヘルスケア・レストラン」（日本医療企画）に連載中。

〔その他〕
特許取得　第4953642号：経口経腸栄養剤の投与前処置液

MEMO

MEMO

MEMO

MEMO

● 総監修者

宮澤　靖（みやざわ・やすし）
一般社団法人日本栄養経営実践協会代表理事
社会医療法人近森会近森病院臨床栄養部部長

アメリカ静脈・経腸栄養学会認定栄養サポート栄養士（NSD）、日本静脈経腸栄養学会（JSPEN）認定NST専門栄養療法士。
米国エモリー大学医学部にてNSTを学ぶ。日本では長野市民病院NSTディレクター、鈴鹿中央病院NSTエグゼクティブディレクターを経て現職。
1999年に椿精一医学賞（北里大学学内優秀論文賞）を受賞。
日本静脈経腸栄養学会（評議員）、アメリカ静脈経腸栄養学会、アジア静脈経腸栄養学会（国際評議員）、日本機能性食品医用学会（評議員）、日本メディカルダイエティシャン研究会（会長）、クリニカルダイエティシャン研究会（代表幹事）、日本病態栄養学会（評議員）、日本栄養改善学会（評議員）、アメリカ臓器移植学会、アメリカ栄養士会、日本外科代謝栄養学会、日本栄養アセスメント研究会、日本臨床栄養学会、日本ストーマ・排泄リハビリテーション学会に所属。

栄養経営士テキスト1
病棟業務管理

不要な絶食患者ゼロをめざす病棟業務マネジメント
―栄養部門が経営の一翼を担う―

2015年4月27日　初版第1刷発行

著　　者	真壁　昇
発 行 人	林　諄
発 行 所	株式会社日本医療企画

〒101-0033　東京都千代田区神田岩本町4-14 神田平成ビル
TEL 03-3256-2861（代）　http://www.jmp.co.jp
「栄養経営士」専用ページ　http://www.jmp.co.jp/nme/

印 刷 所　大日本印刷株式会社

ISBN978-4-86439-319-5　C3047　©Noboru Makabe 2015, Printed in Japan
本書の全部または一部の複写・複製・転訳載等の一切を禁じます。これらの許諾については小社までご照会ください。
定価は表紙に表示しています。

一般社団法人 日本栄養経営実践協会 推薦図書

経営の一翼を担う栄養管理のエキスパートを育成！

栄養経営士テキストシリーズ（全6巻）

総監修／宮澤　靖（一般社団法人日本栄養経営実践協会代表理事）

第1巻　病棟業務管理

不要な絶食患者ゼロをめざす病棟業務マネジメント
―栄養部門が経営の一翼を担う―

著者／真壁　昇（関西電力病院疾患栄養治療センター）

1. 口から食べて退院させることを常に意識することが管理栄養士の使命である
2. 近森病院の事例から学ぶNSTの変遷とアウトカム
3. 絶食患者ゼロをめざすための静脈栄養管理の基礎知識
4. 絶食患者ゼロをめざすための経腸栄養管理の基礎知識
5. 症例から学ぶ経腸栄養プランニングの実際
6. 経腸栄養における下痢のリスク管理の実際
7. 褥瘡管理でめざす管理栄養士の病棟配置

第2巻　コスト管理

ビジョンの実現に向けたコストマネジメント
―業務の選択と集中で患者満足度を高める―

監修／大谷幸子（淀川キリスト教病院栄養管理課課長）

1. 何のためのコスト管理なのか？
2. 食材のコスト削減が招く喫食率の低下
3. 栄養指導件数のノルマ増で医師からのオーダーがゼロになる？
4. コストだけで選んだ栄養剤は本当に適切なものですか？
5. コスト削減が招く輸液・薬剤のコスト増という経営危機
6. 治療成績向上のためのグローバルコストという考え方
7. 経腸栄養ポンプはグローバルコストの点で有益である
8. 業務の選択と集中で考える新たなコスト管理

第3巻　組織マネジメント

栄養部門の存在意義を高めるリーダーシップ
―専門職としての使命を全うできる環境づくり―

監修／宮澤　靖（近森病院臨床栄養部部長）

1. 管理栄養士に求められるリーダーシップとは？
2. 選択と集中に基づく組織のあり方
3. 部門に必要な自立・自動の組織づくり
4. 部門員の性格の把握と適材適所の人員配置
5. 栄養部門における労務管理と要員教育
6. 次世代のリーダーを生み出す組織をつくろう

第4巻　人材教育マネジメント

自ら考え行動する人材の育成と目標管理
―鉄は熱いうちに打たなければならない―

監修／山下茂子（熊本県立大学環境共生学部非常勤講師）

1. チーム医療の新しい概念
2. なぜ3年間の厨房業務がスタートなのか
3. 部門員にめざすべきゴールを示せていますか？
4. 熱いうちに鉄を打つ、初期教育がリーダーを育てる
5. 業務における問題意識が仕事の情熱を左右する
6. 看護師のラダーに学ぶ栄養士教育
7. 屋根瓦方式に学ぶ教育法
8. 研修生の受け入れを部門員のスキルアップに活かす
9. 部門員のモチベーションを高める評価方法と労務管理
10. 管理栄養士は理想の上司になれるか

第5巻　多職種協働コミュニケーション

チーム医療を成功させるコミュニケーション
―人と組織、そして地域をつなぐ連携の要―

監修／秋山和宏（東葛クリニック病院副院長）

1. 多職種協働におけるコミュニケーションの重要性、信念対立解明アプローチの立場から
2. 栄養管理計画のプレゼンテーションができていますか？
3. カンファレンスに必要な情報収集とプレカンファレンス
4. カルテを読むために必要なフィジカルアセスメントの知識
5. 管理栄養士に必要なカルテの読み方
6. 電子カルテを用いた情報収集
7. 栄養士語を多職種共通言語に翻訳しよう
8. 医師とのコミュニケーションに不可欠なスキル
9. 看護師とのコミュニケーションに不可欠なスキル
10. 栄養指導で求められるコミュニケーション力
11. チーム医療は参加する医療に進化する

第6巻　病態栄養

臨床スキルアップのための病態把握と栄養ケア
――病態の理解なくしてチーム医療に参画はできない――

監修／吉田貞夫（沖縄メディカル病院あがりはまクリニック院長）

1. 糖尿病と栄養管理
2. 心不全、カヘキシアと栄養管理
3. 腎疾患と栄養管理
4. 呼吸器疾患と栄養管理
5. 肝胆道疾患と栄養管理
6. 褥瘡と栄養管理
7. 感染症と栄養管理
8. がんと栄養管理
9. 高齢者と栄養管理
10. 認知症と栄養管理
11. 検査データの評価と栄養学的な対応
12. NSTメンバーの教育

※タイトル・内容等が予告なく変更になる場合がございます。